This notebook belongs to:

____

Published by: Character Designs

health

and FITNESS goals

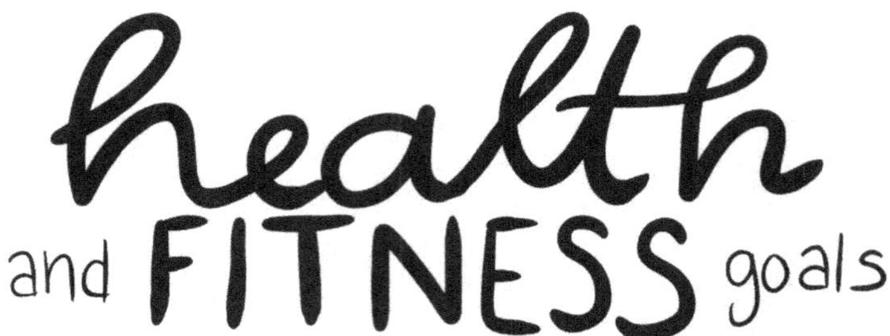

goal #1.

date completed:

goal #2.

date completed:

goal #3.

date completed:

reward #1.

reward #2.

reward #3.

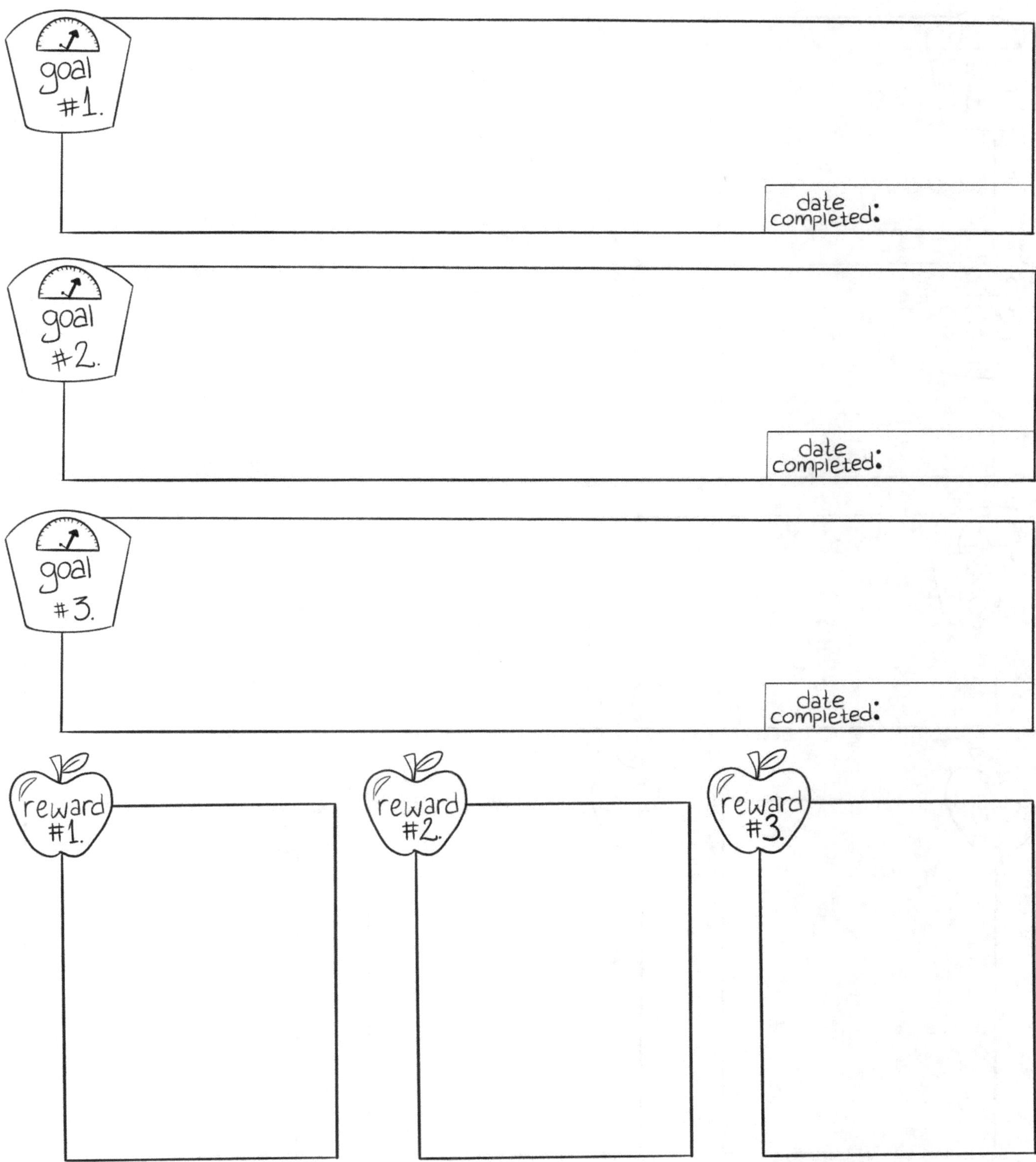

health and FITNESS goals

goal #1.
date completed:

goal #2.
date completed:

goal #3.
date completed:

reward #1.
reward #2.
reward #3.

health and FITNESS goals

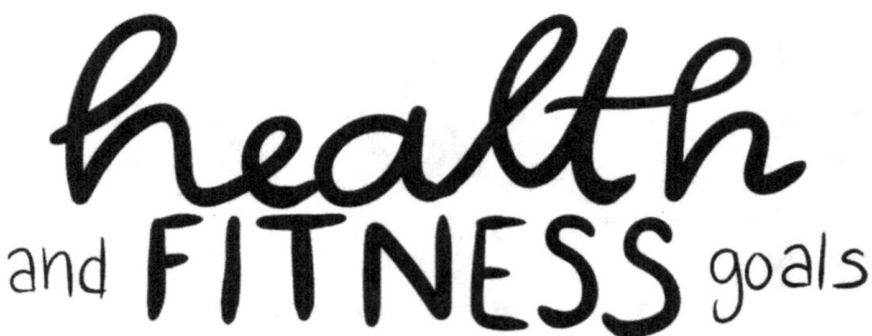

goal #1.

date completed:

goal #2.

date completed:

goal #3.

date completed:

reward #1.

reward #2.

reward #3.

health
and FITNESS goals

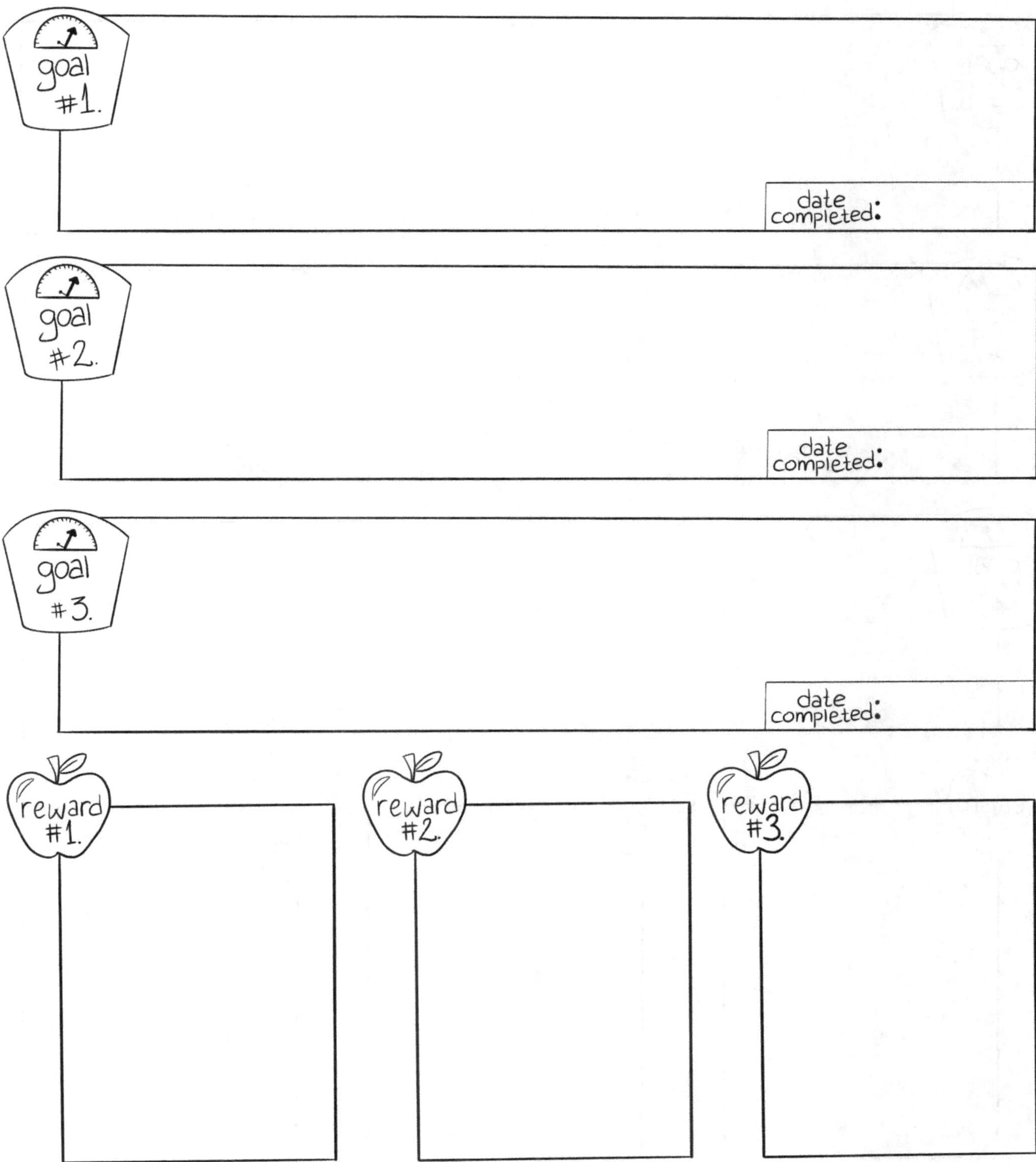

health and FITNESS goals

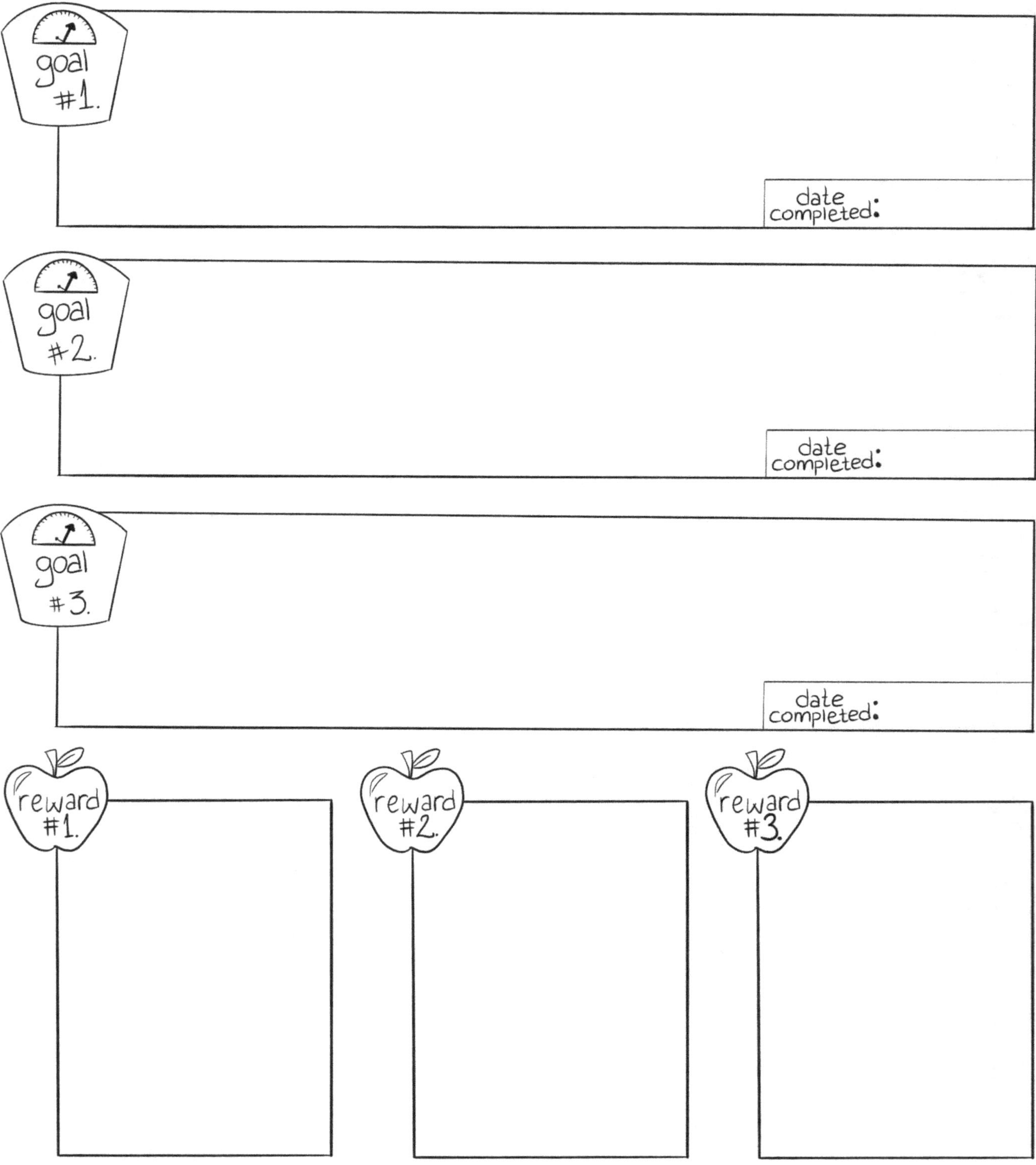

health
and FITNESS goals

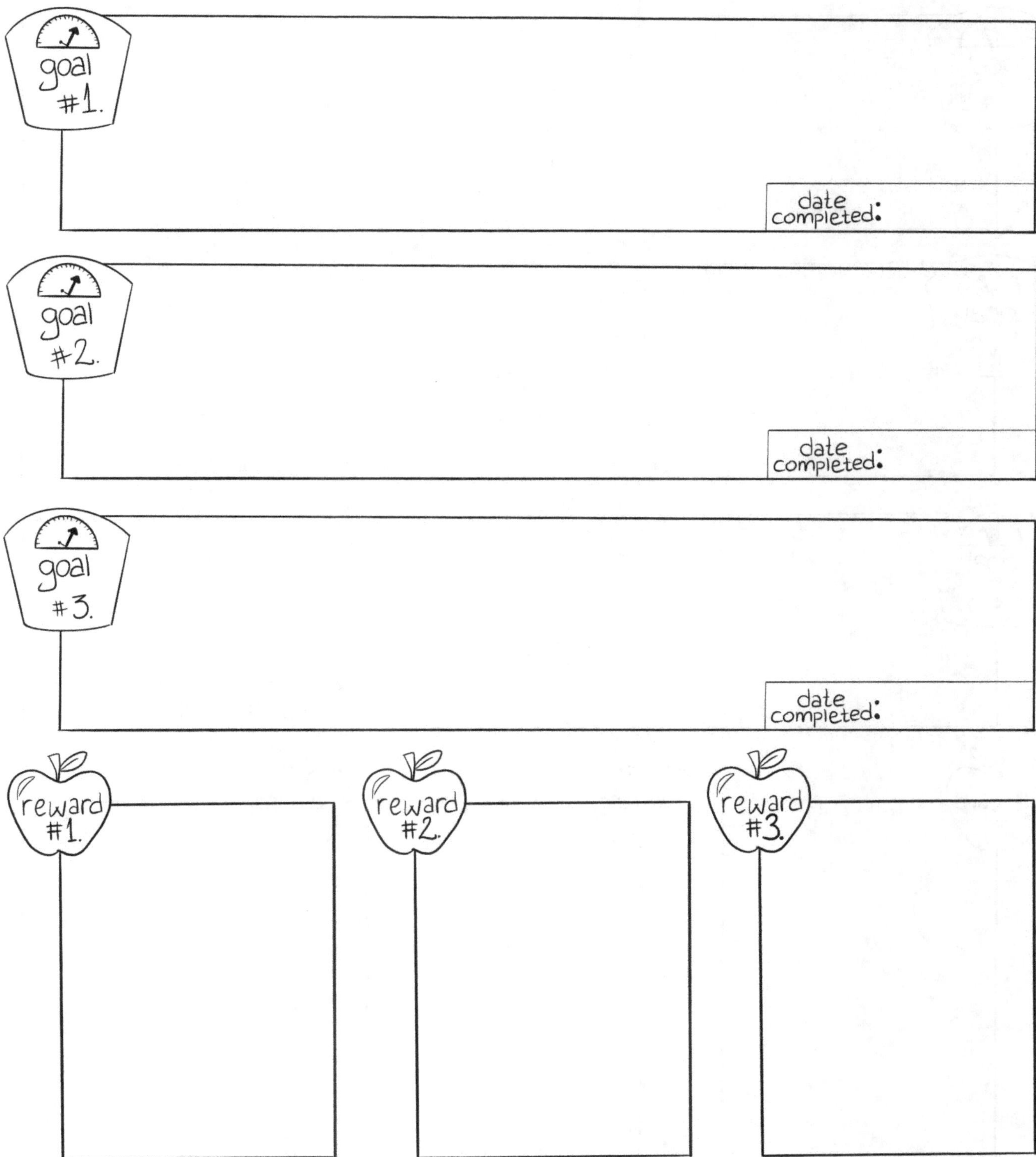

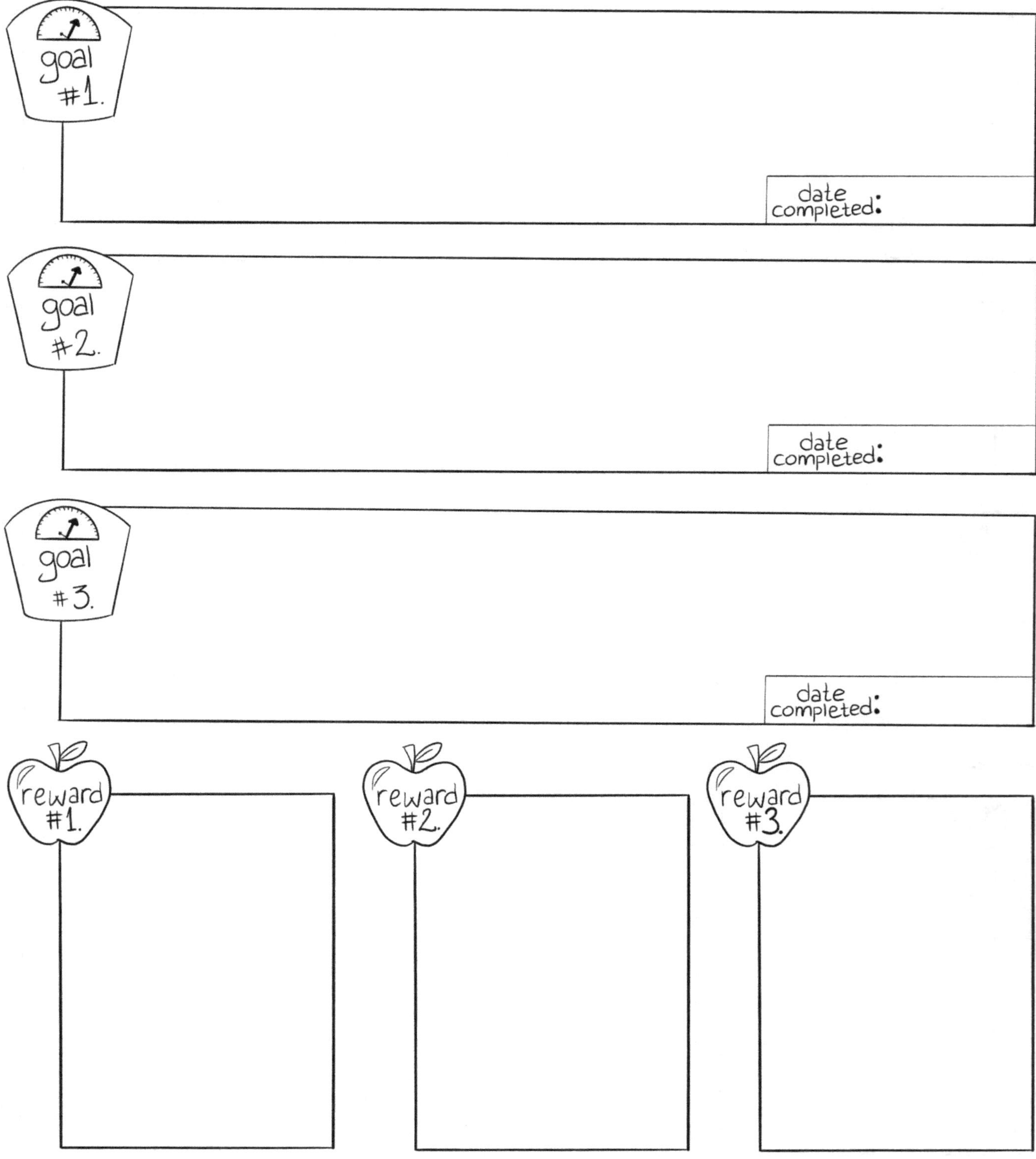

health
and FITNESS goals
goal #1.
date completed:
goal #2.
date completed:
goal #3.
date completed:
reward #1.
reward #2.
reward #3.

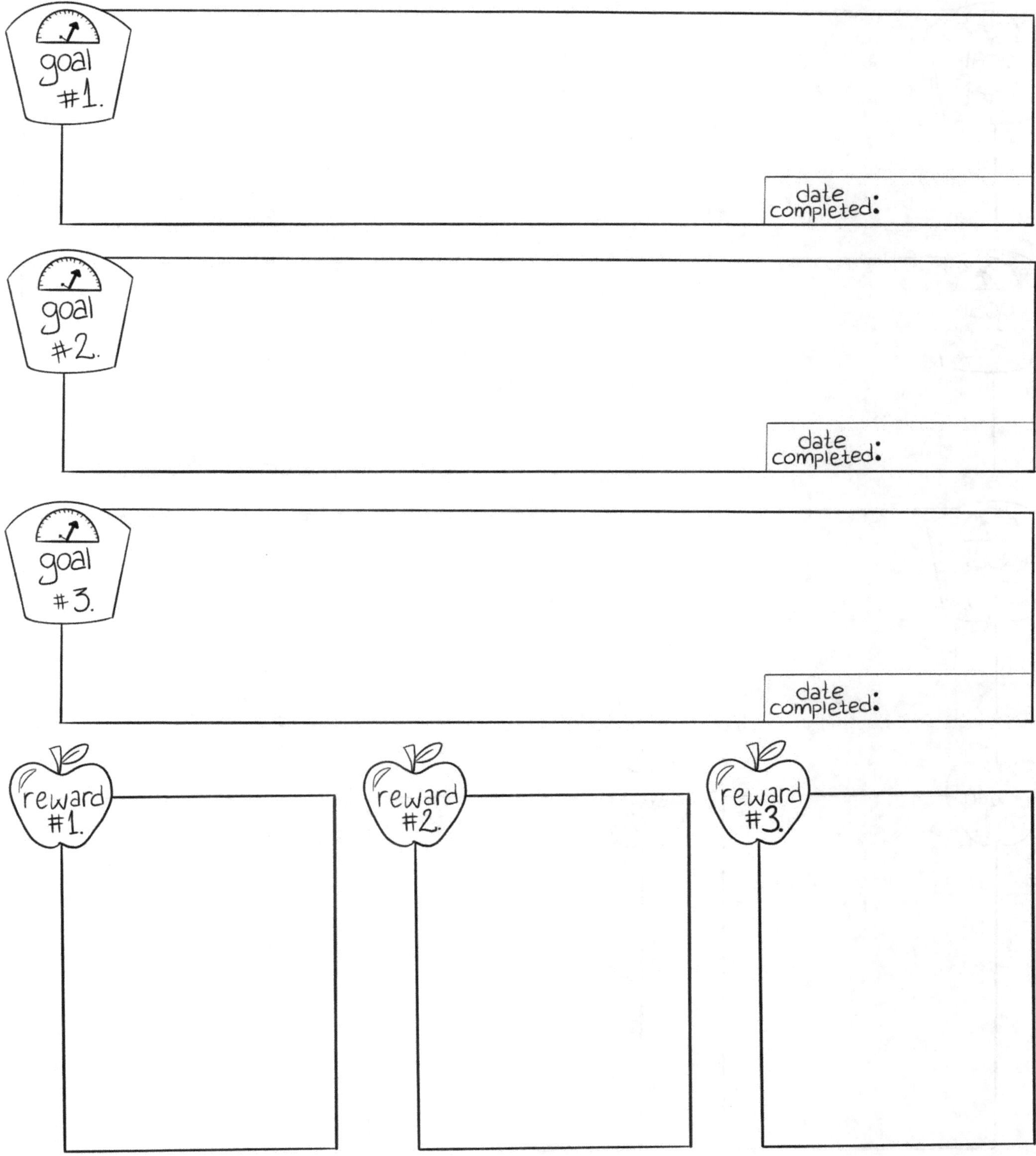

health
and FITNESS goals
goal #1.
date completed:
goal #2.
date completed:
goal #3.
date completed:
reward #1.
reward #2.
reward #3.

health and FITNESS goals

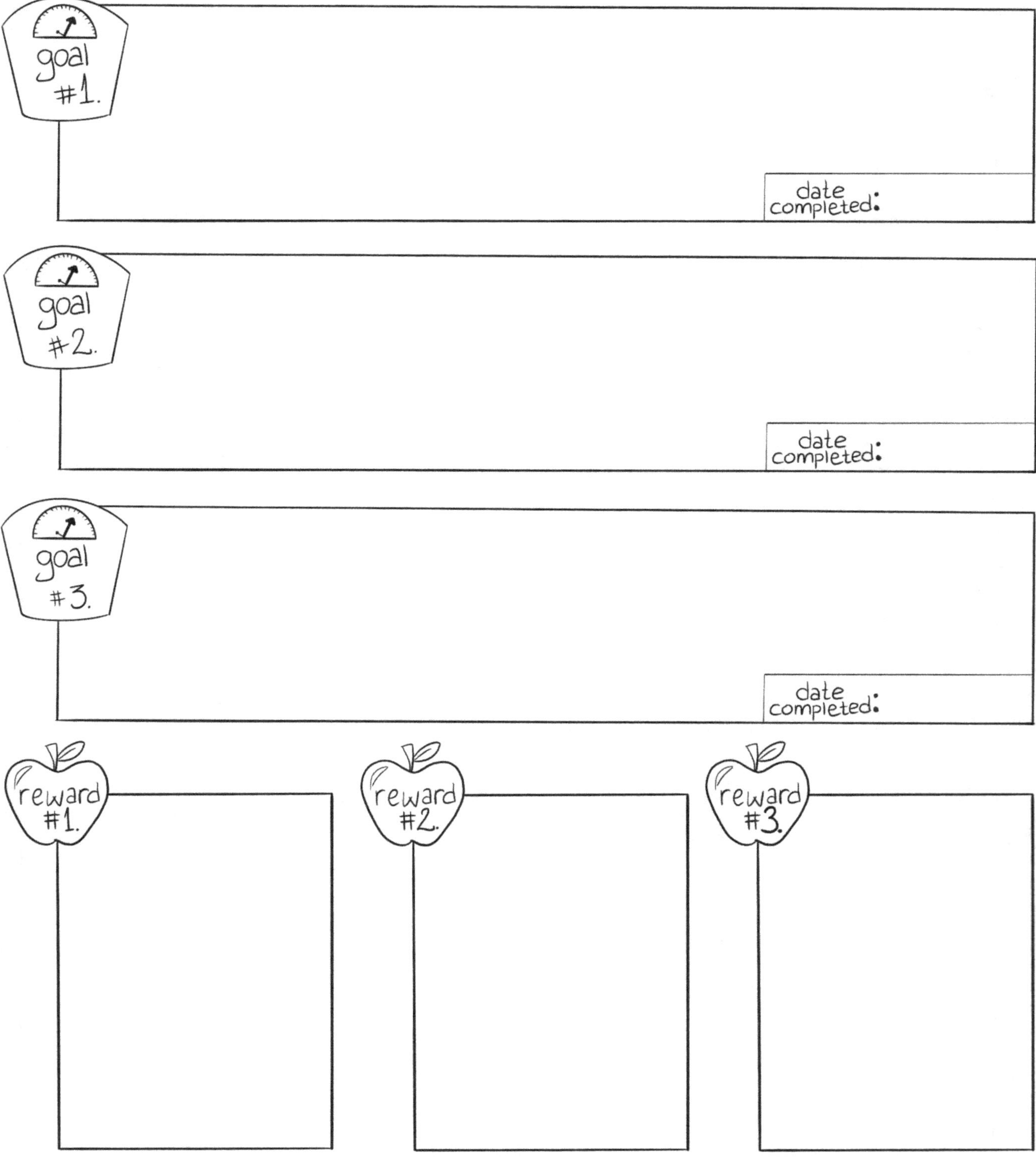

health
and FITNESS goals

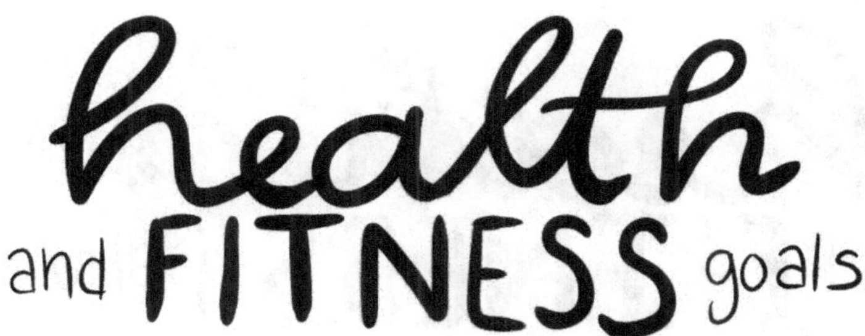

goal #1.

date completed:

goal #2.

date completed:

goal #3.

date completed:

reward #1.

reward #2.

reward #3.

health and FITNESS goals

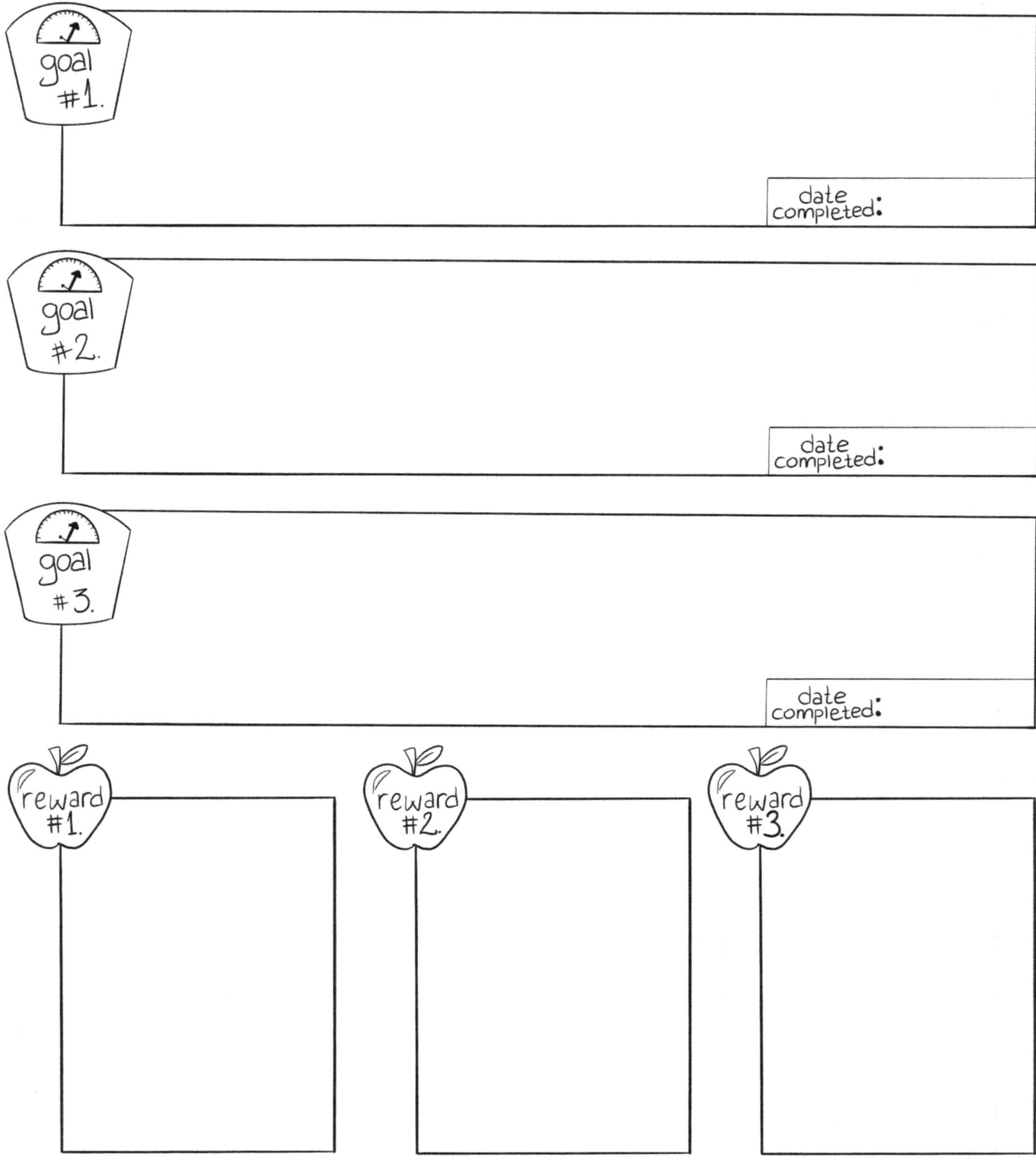

health and FITNESS goals

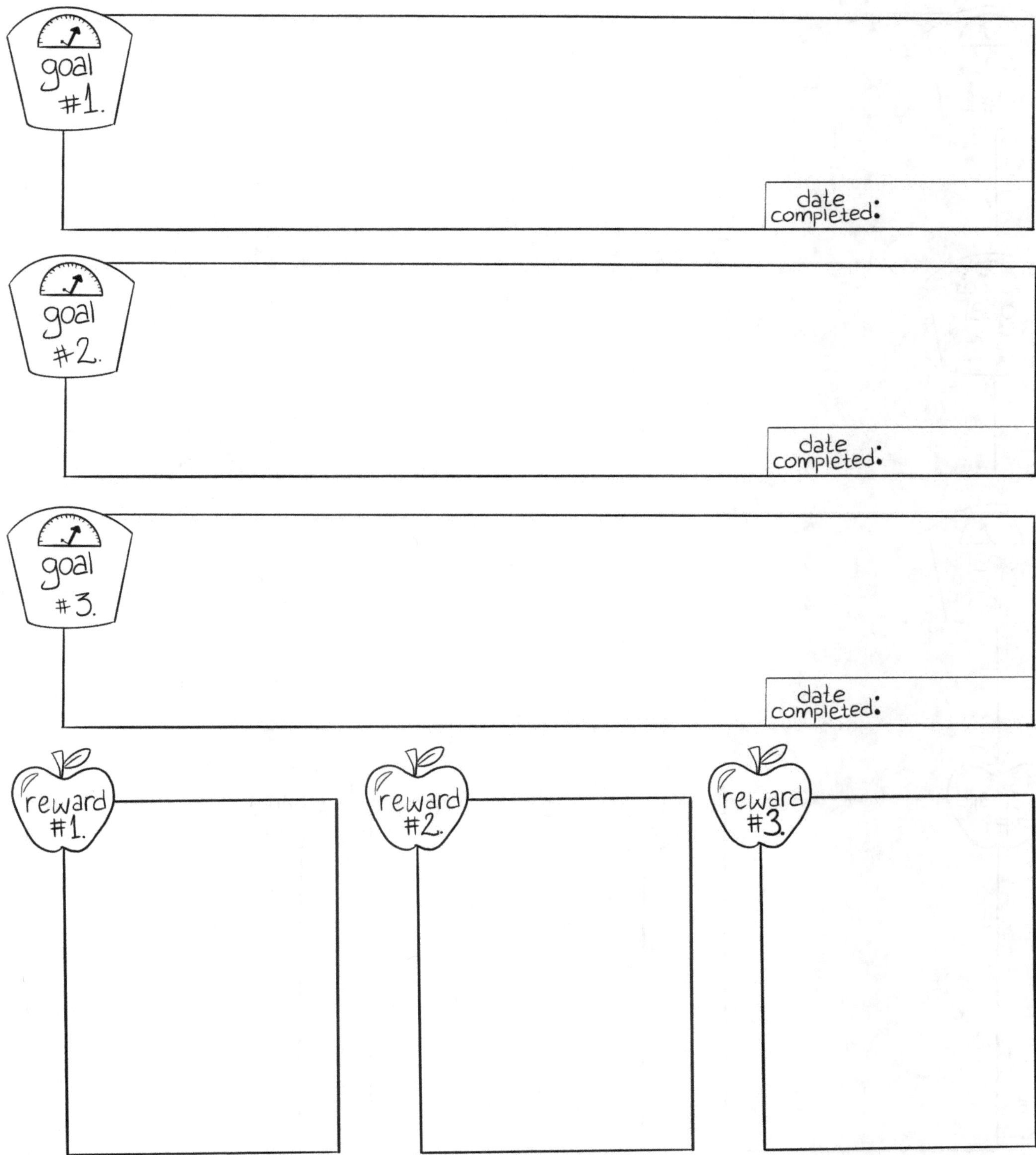

health and FITNESS goals

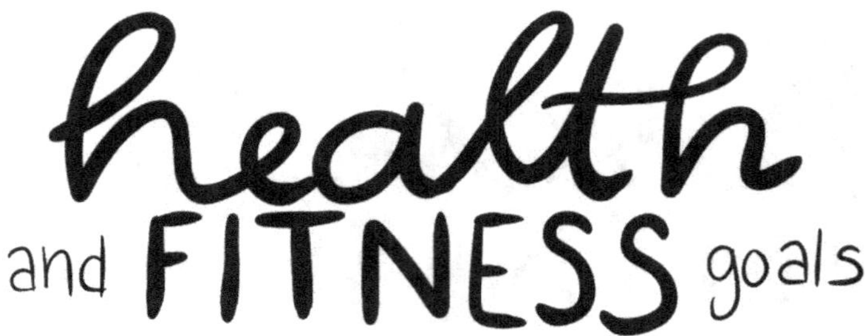

goal #1.

date completed:

goal #2.

date completed:

goal #3.

date completed:

reward #1.

reward #2.

reward #3.

health and FITNESS goals

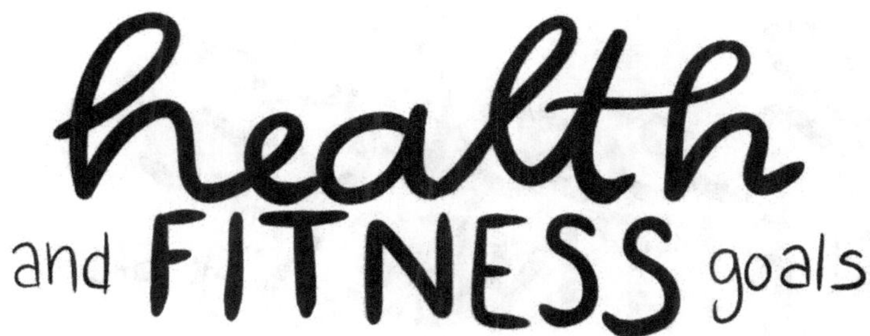

goal #1.

date completed:

goal #2.

date completed:

goal #3.

date completed:

reward #1.

reward #2.

reward #3.

health and FITNESS goals

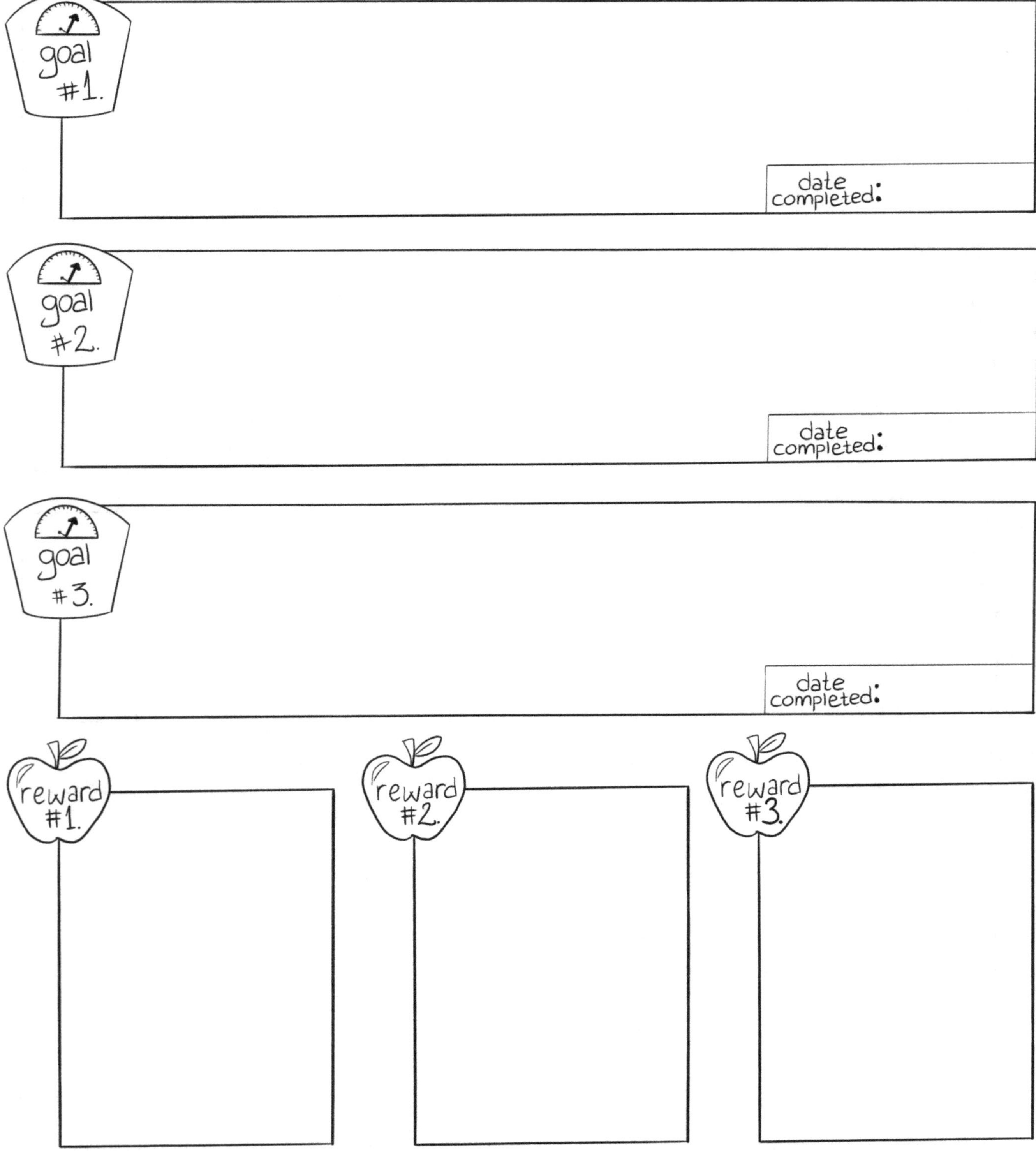

health
and FITNESS goals

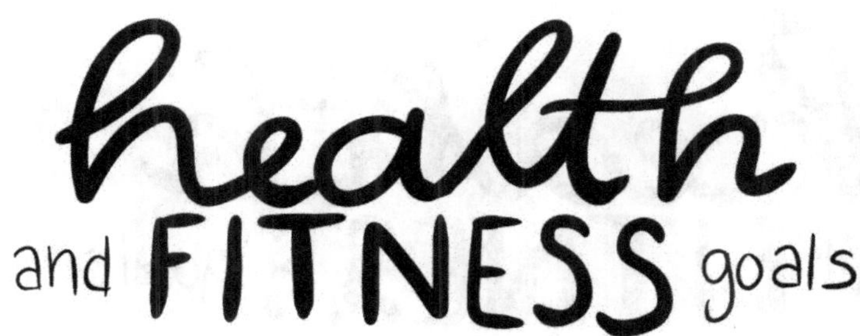

goal #1.

date completed:

goal #2.

date completed:

goal #3.

date completed:

reward #1.

reward #2.

reward #3.

health and FITNESS goals

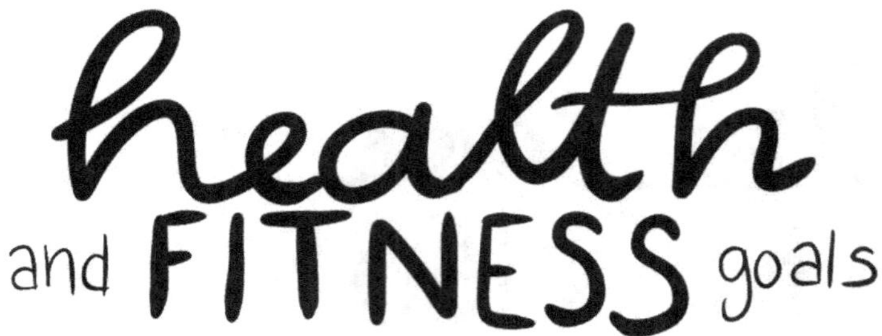

goal #1.

date completed:

goal #2.

date completed:

goal #3.

date completed:

reward #1.

reward #2.

reward #3.

health and FITNESS goals

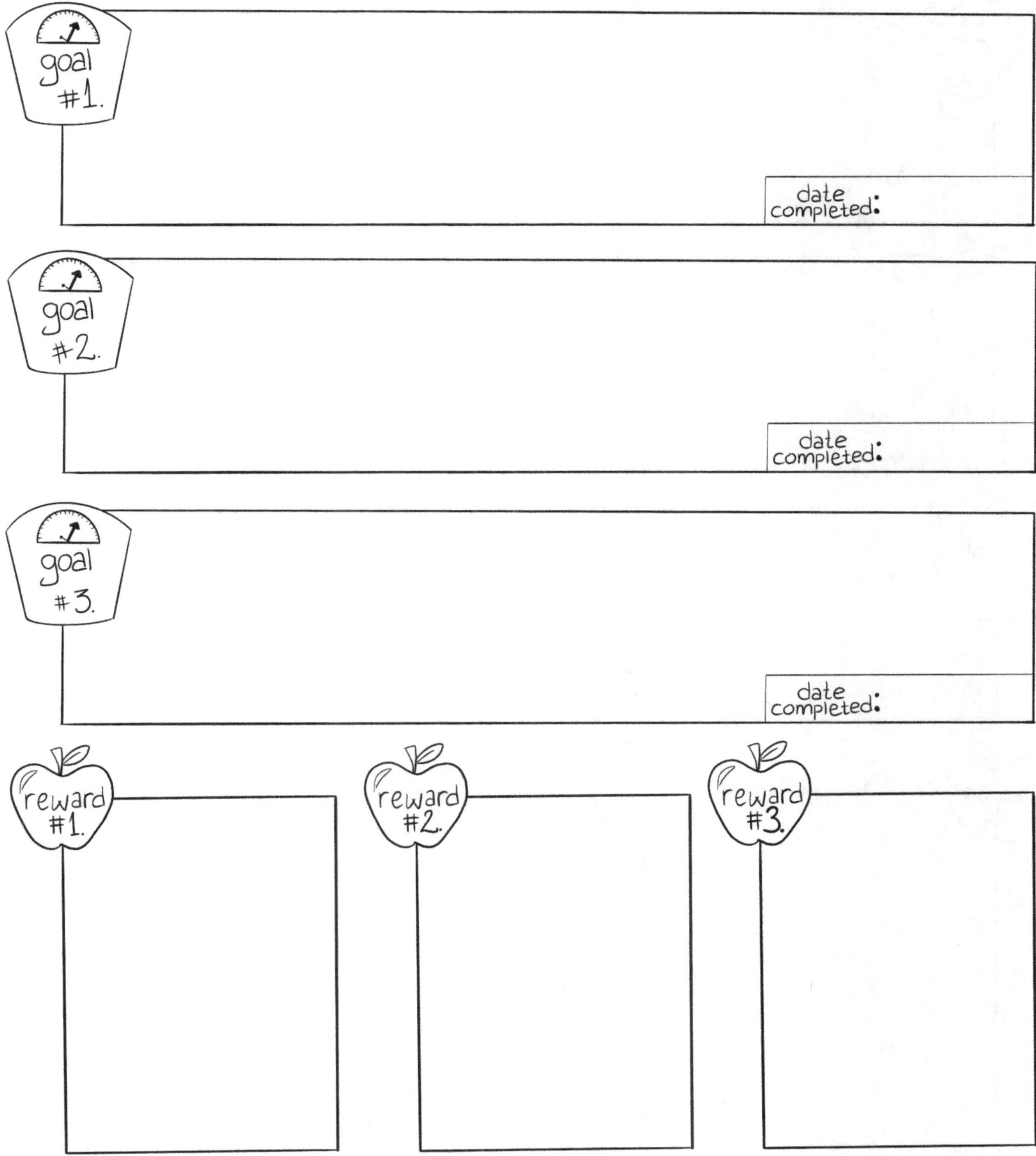

health and FITNESS goals

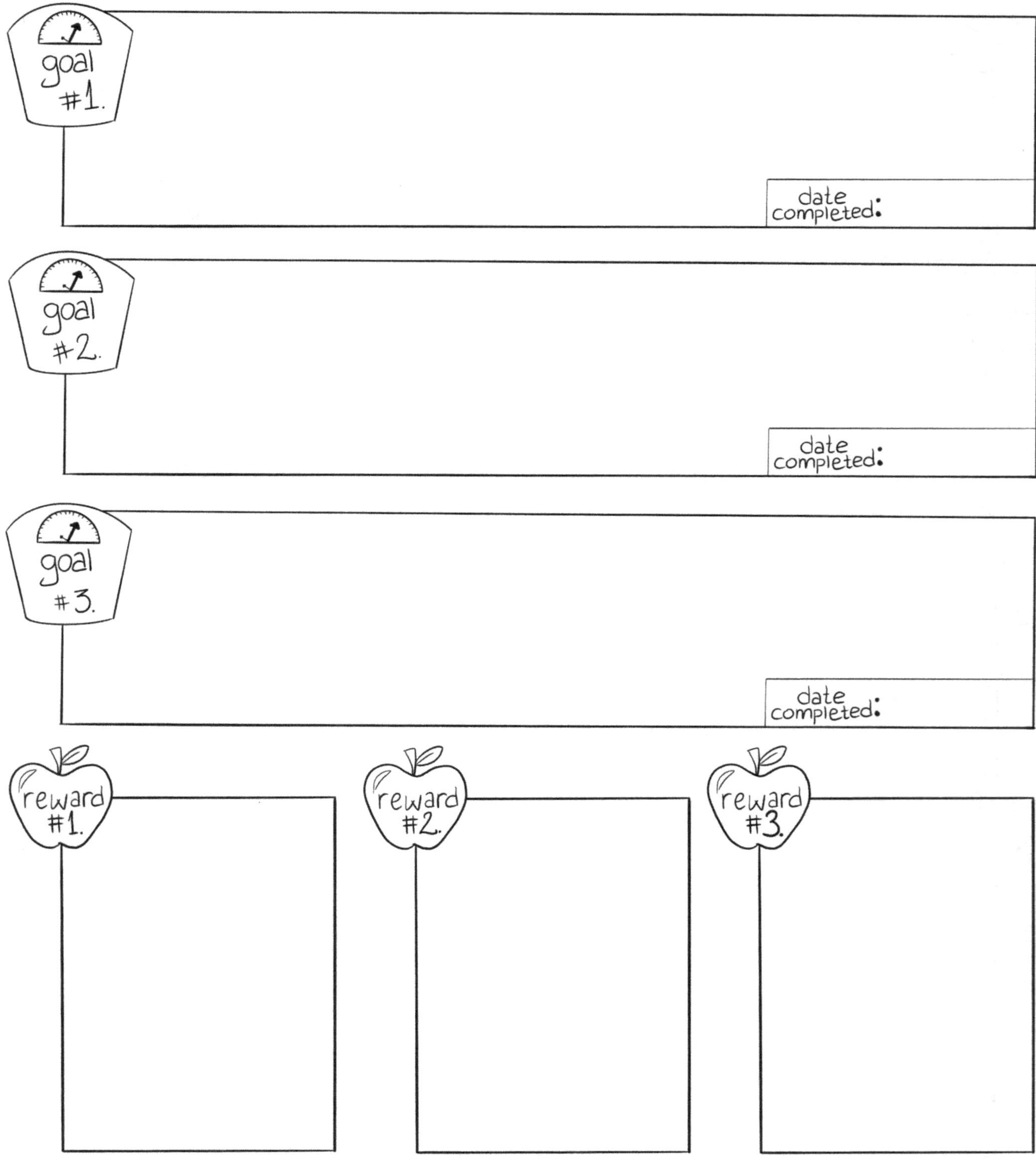

health
and FITNESS goals

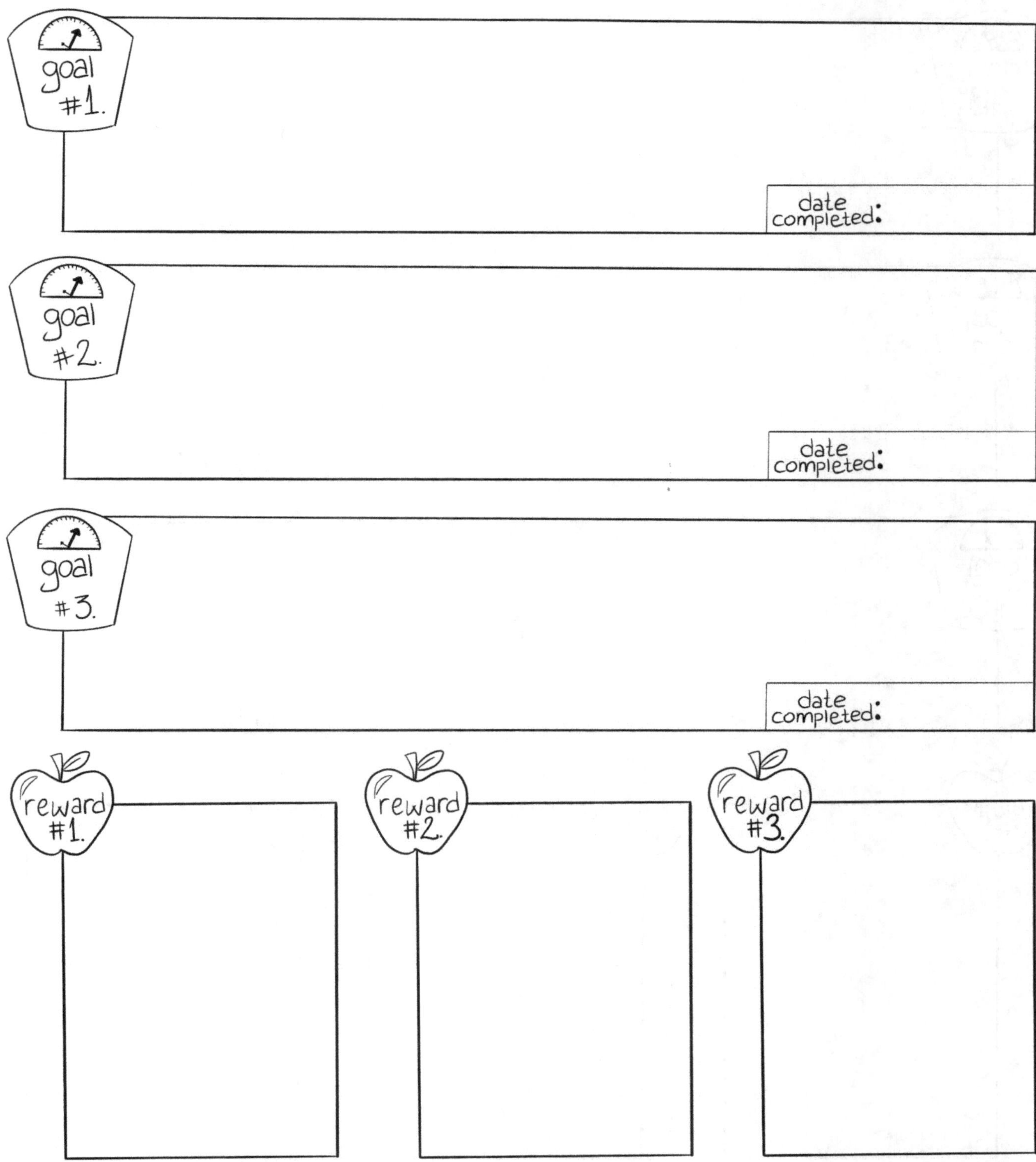

health

and FITNESS goals

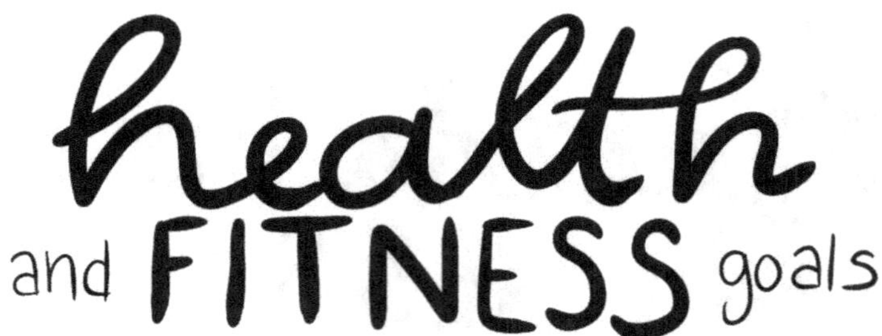

goal #1.

date completed:

goal #2.

date completed:

goal #3.

date completed:

reward #1.

reward #2.

reward #3.

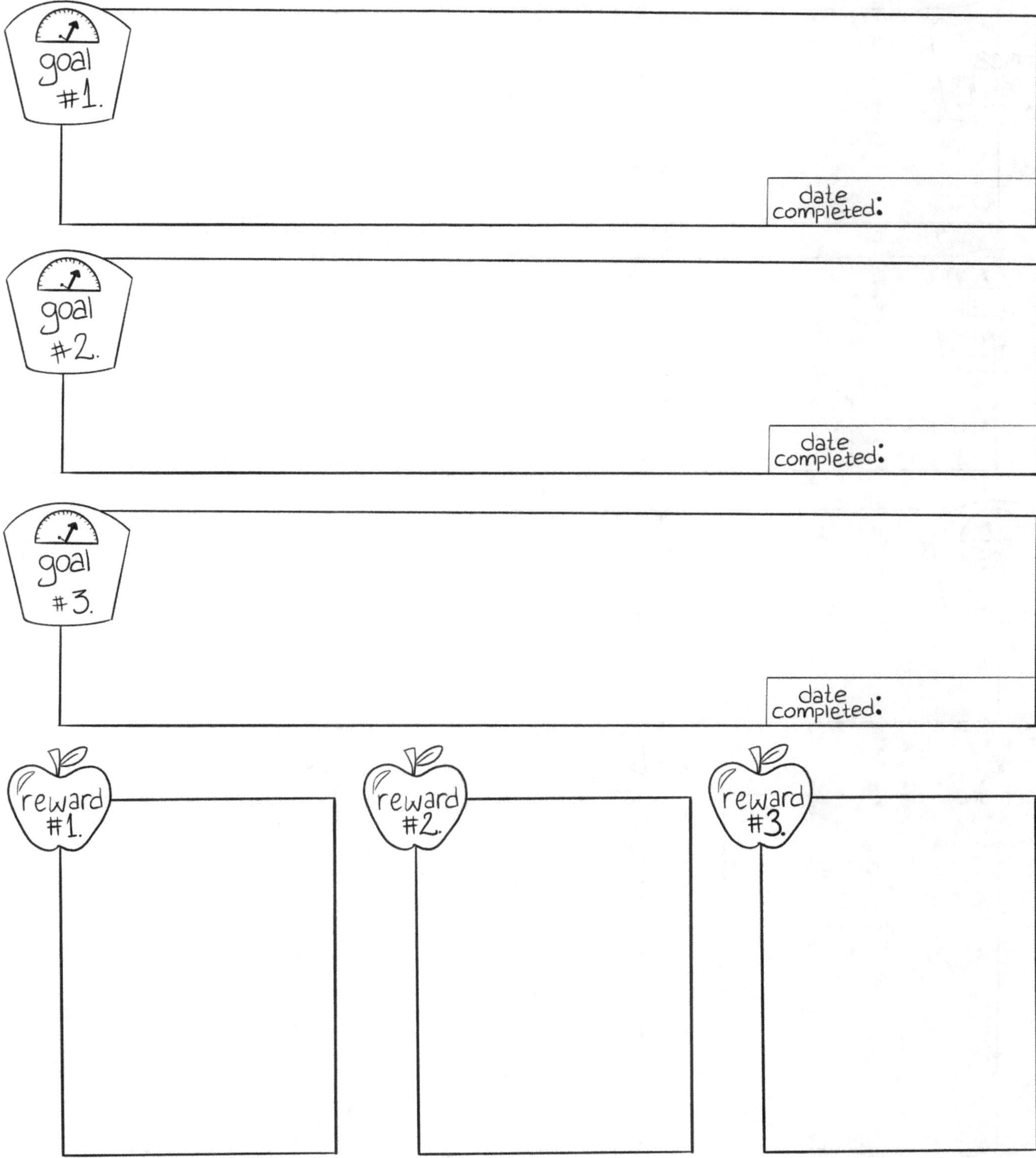

health
and FITNESS goals
goal #1.
date completed:
goal #2.
date completed:
goal #3.
date completed:
reward #1.
reward #2.
reward #3.

health
and FITNESS goals

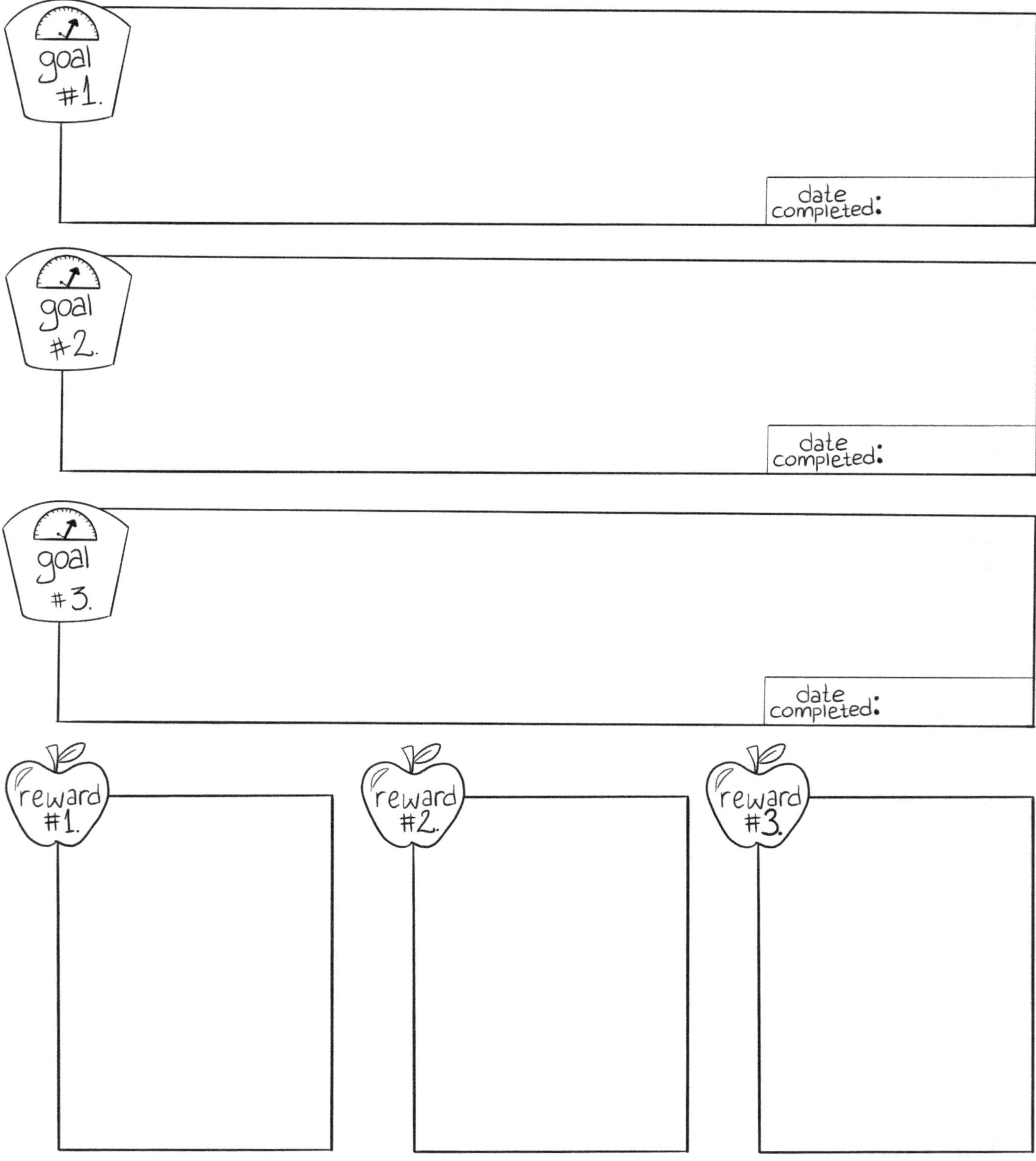

health
and FITNESS goals

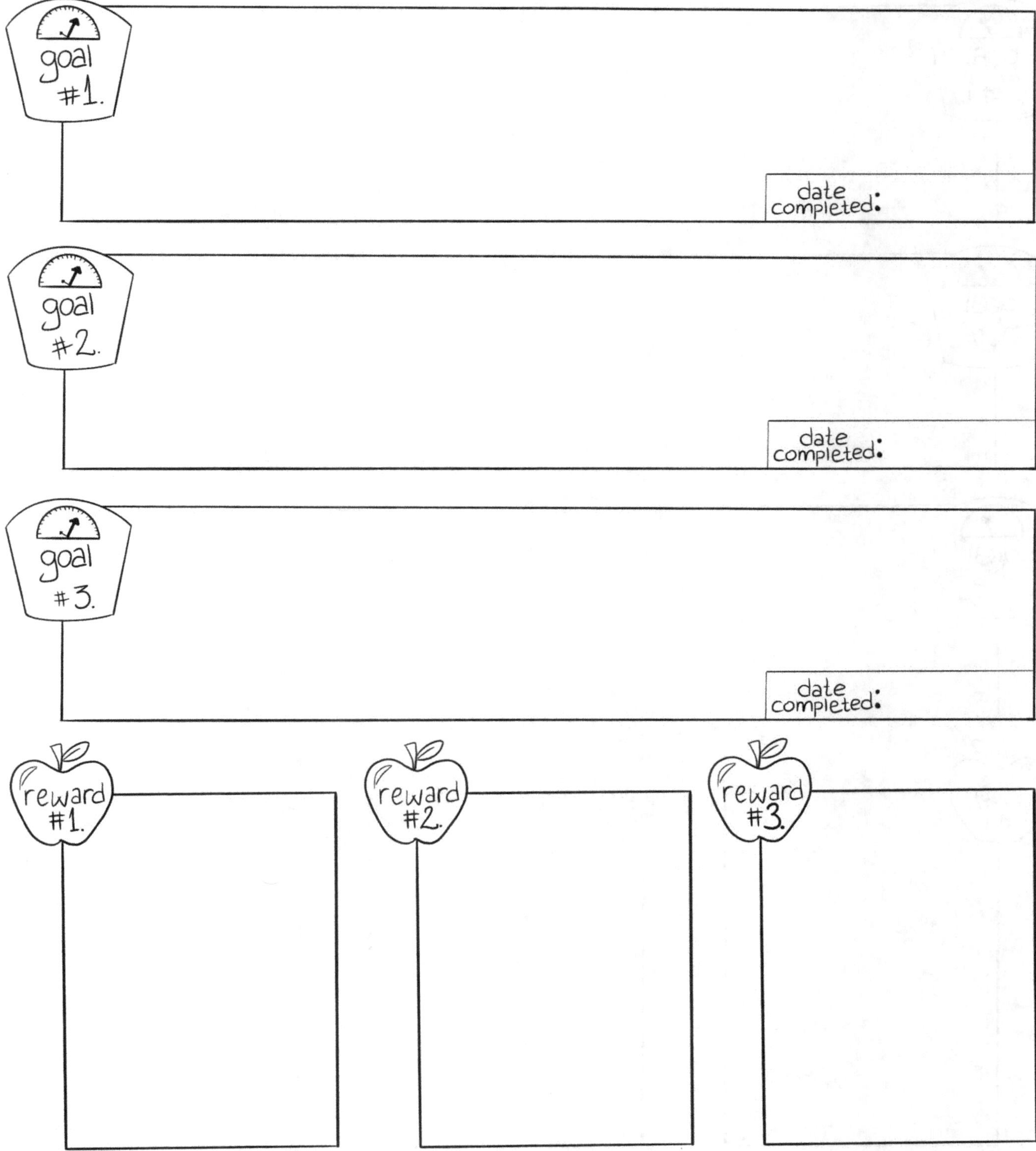

health
and FITNESS goals

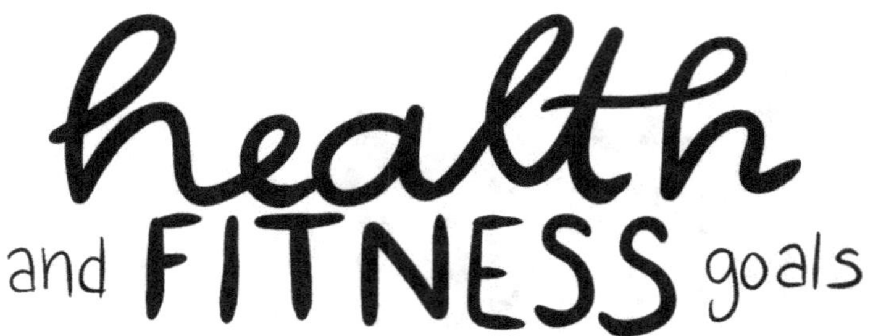

goal #1.

date completed:

goal #2.

date completed:

goal #3.

date completed:

reward #1.

reward #2.

reward #3.

health and FITNESS goals

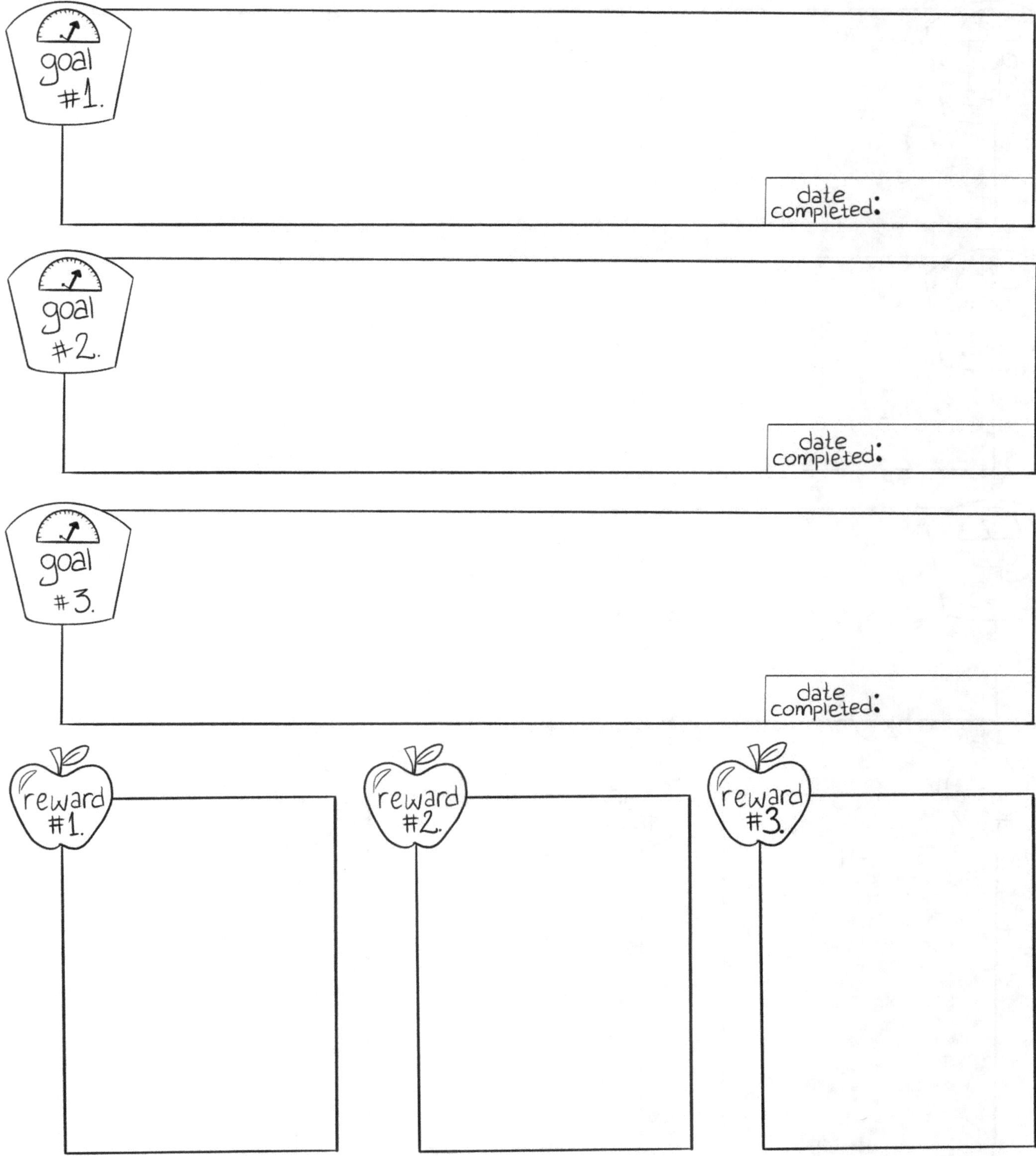

health
and FITNESS goals

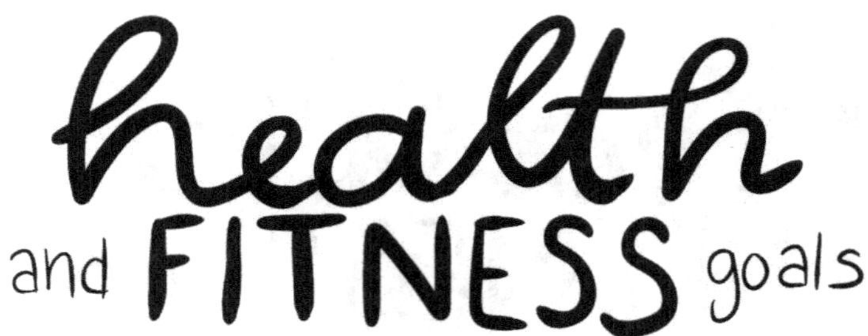

goal #1.

date completed:

goal #2.

date completed:

goal #3.

date completed:

reward #1.

reward #2.

reward #3.

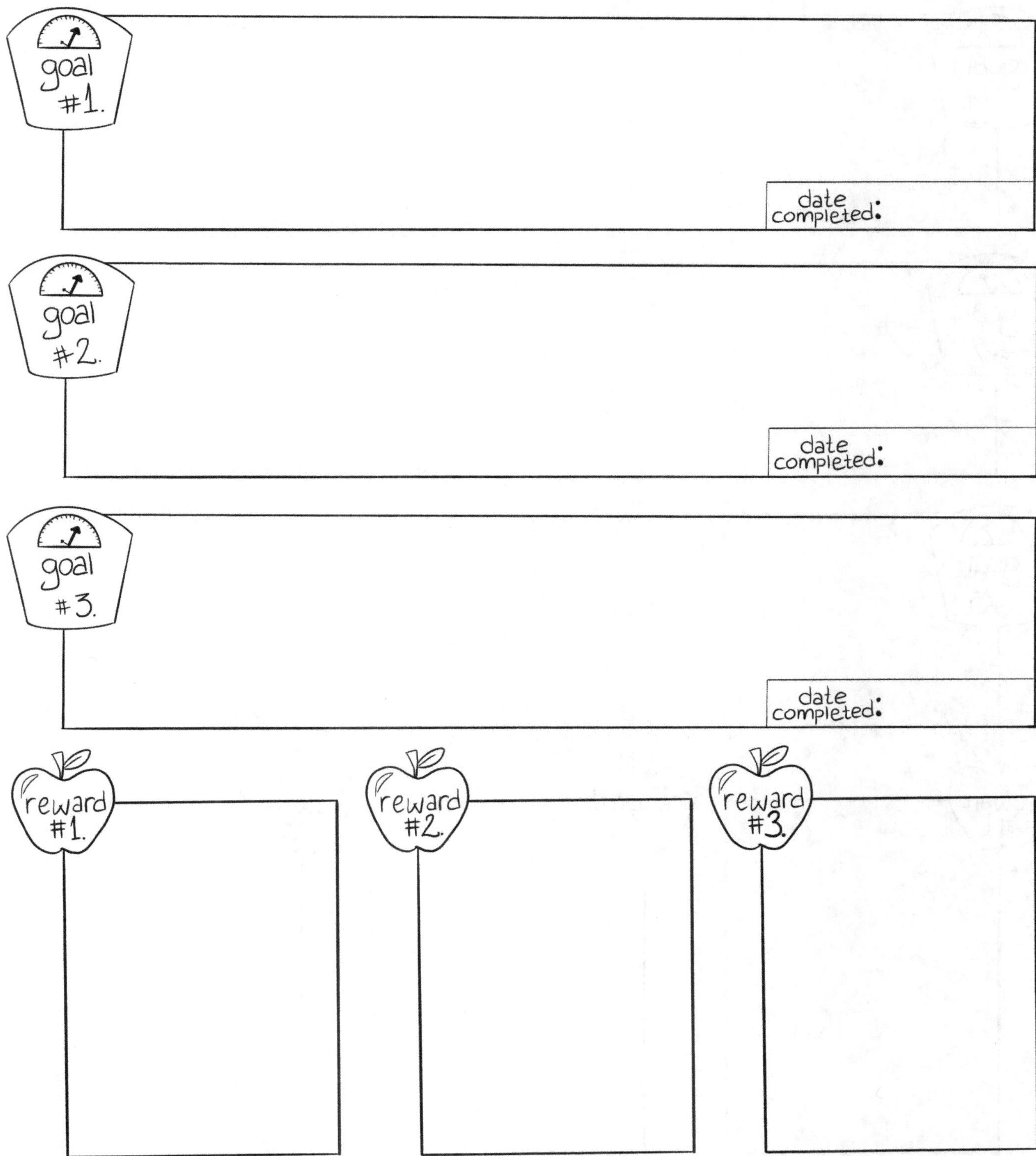

health
and FITNESS goals
goal #1.
date completed:
goal #2.
date completed:
goal #3.
date completed:
reward #1.
reward #2.
reward #3.

health and FITNESS goals

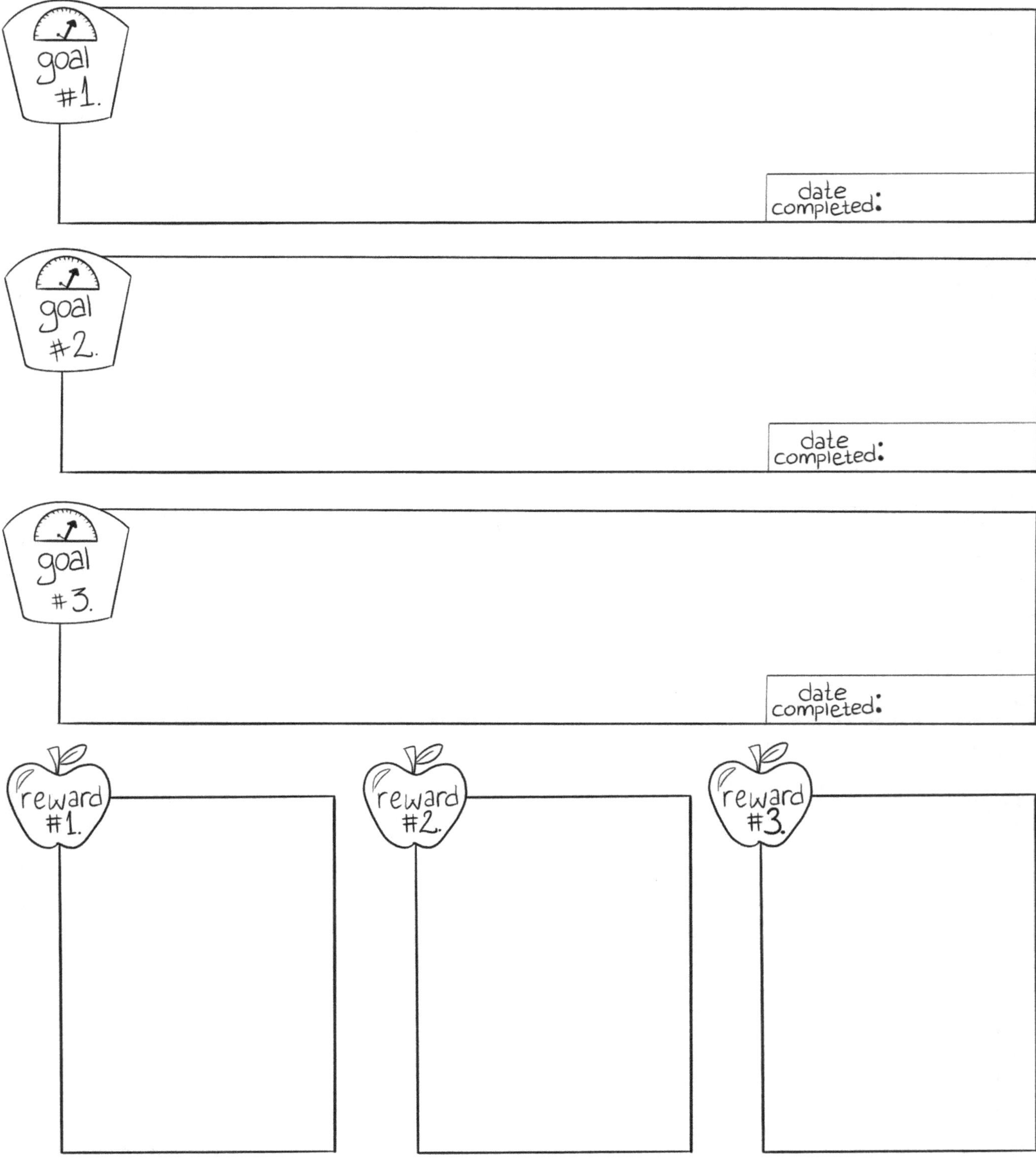

health
and FITNESS goals

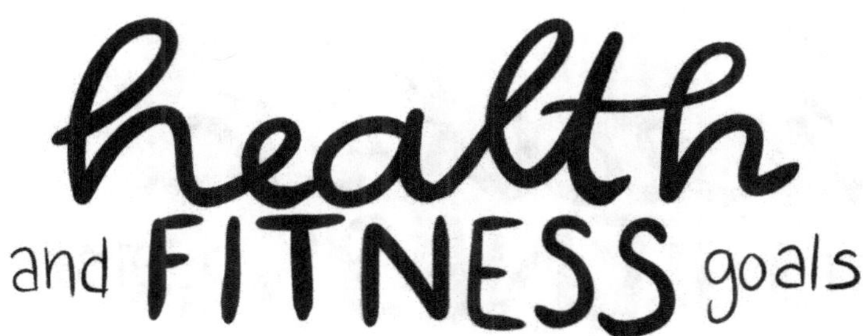

goal #1.

date completed:

goal #2.

date completed:

goal #3.

date completed:

reward #1.

reward #2.

reward #3.

health
and FITNESS goals

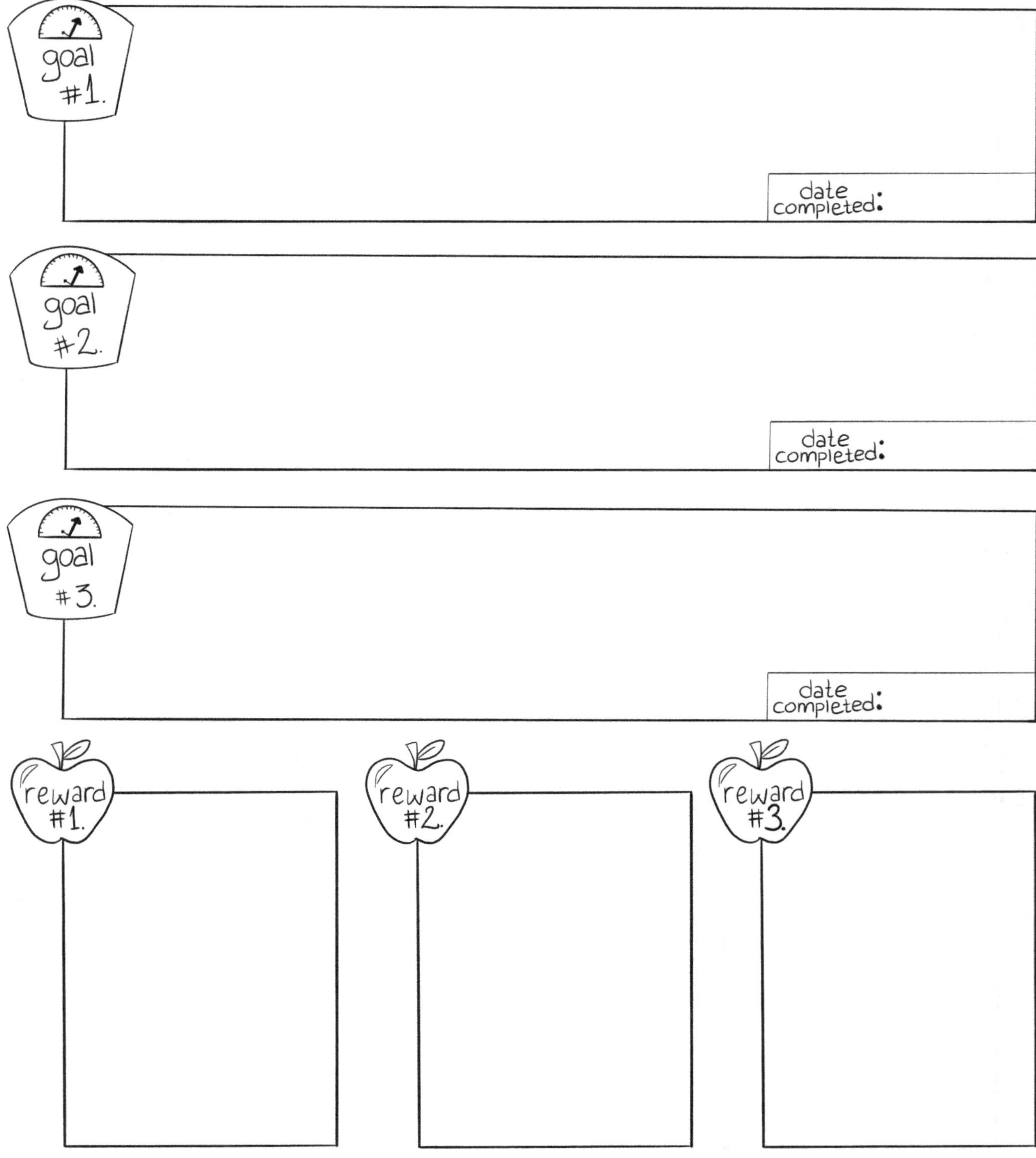

health
and FITNESS goals

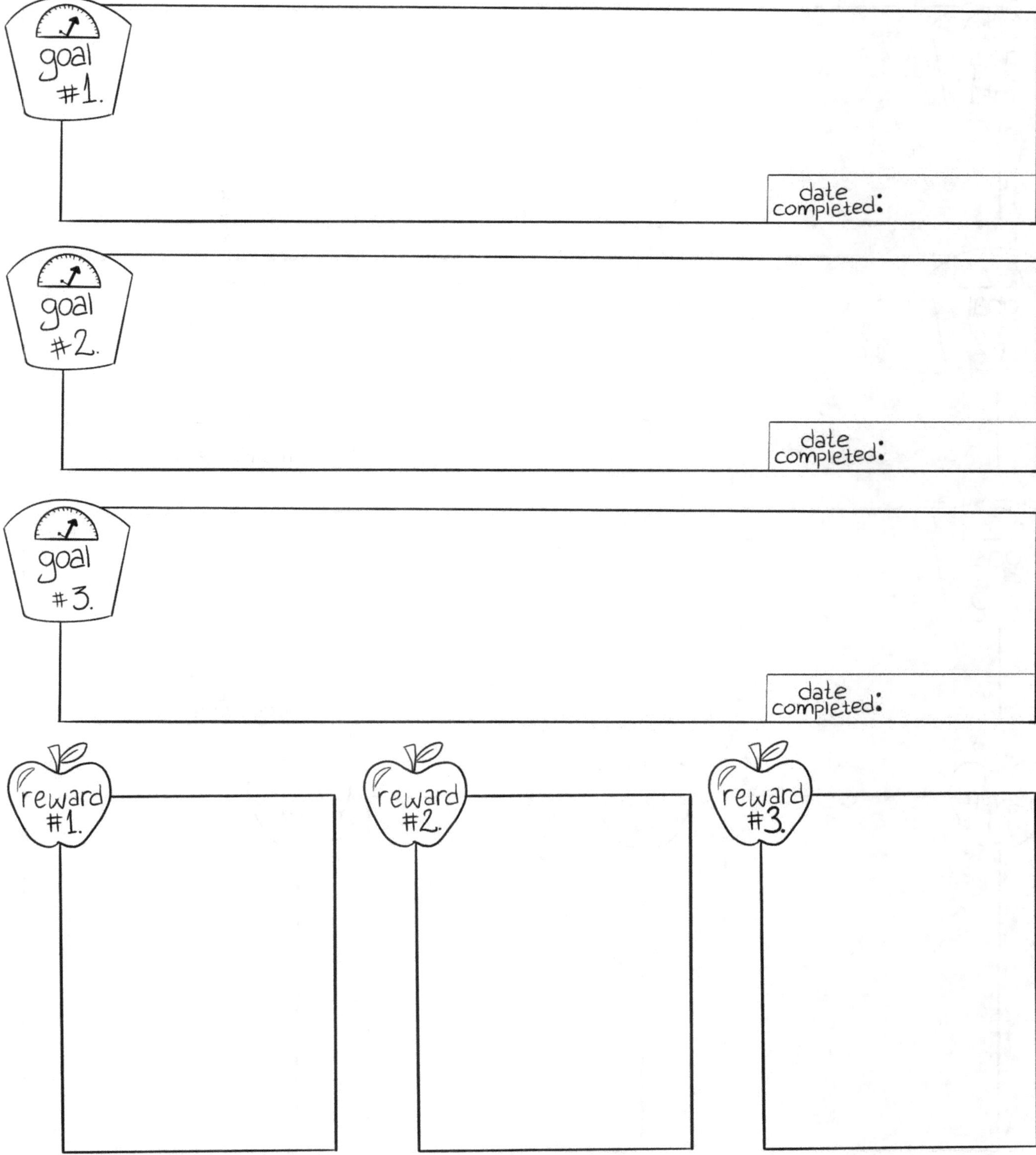

health and FITNESS goals

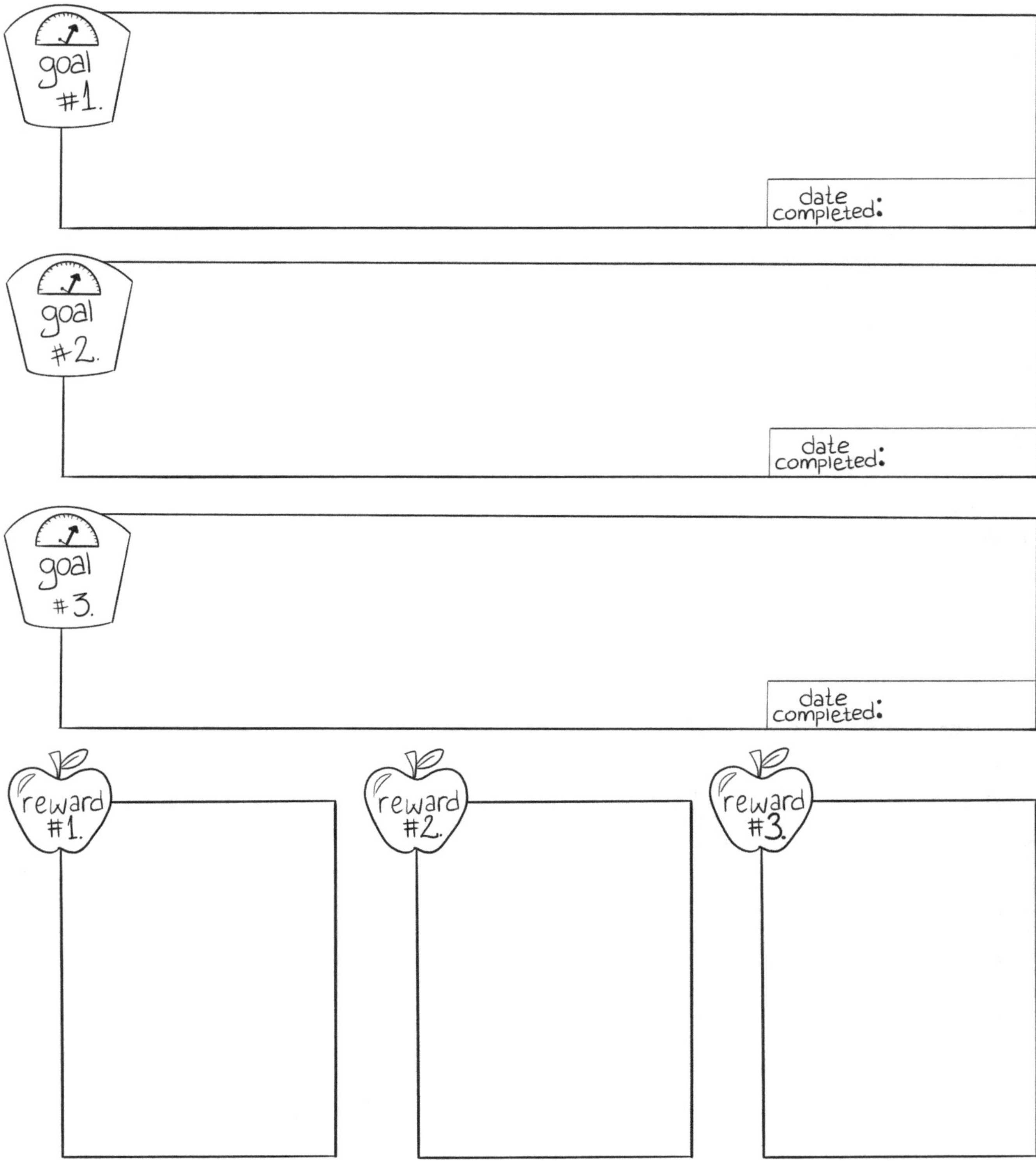

health and FITNESS goals

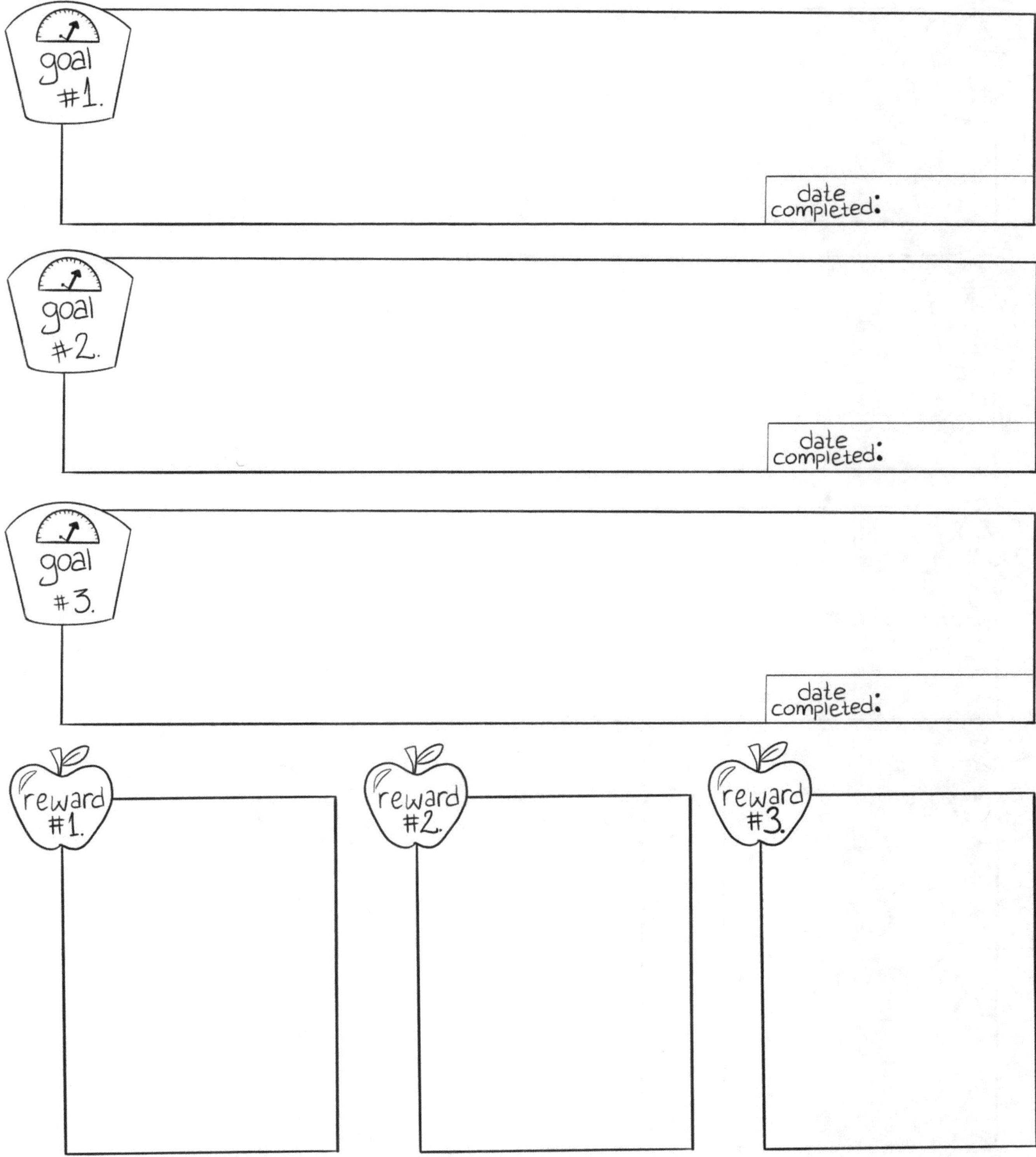

health
and FITNESS goals

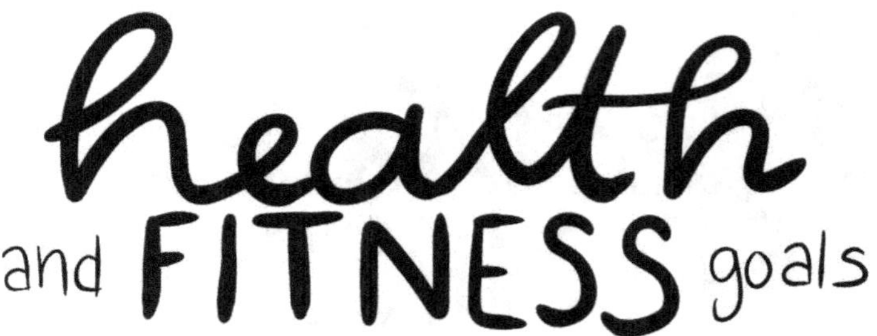

goal #1.

date completed:

goal #2.

date completed:

goal #3.

date completed:

reward #1.

reward #2.

reward #3.

health
and FITNESS goals

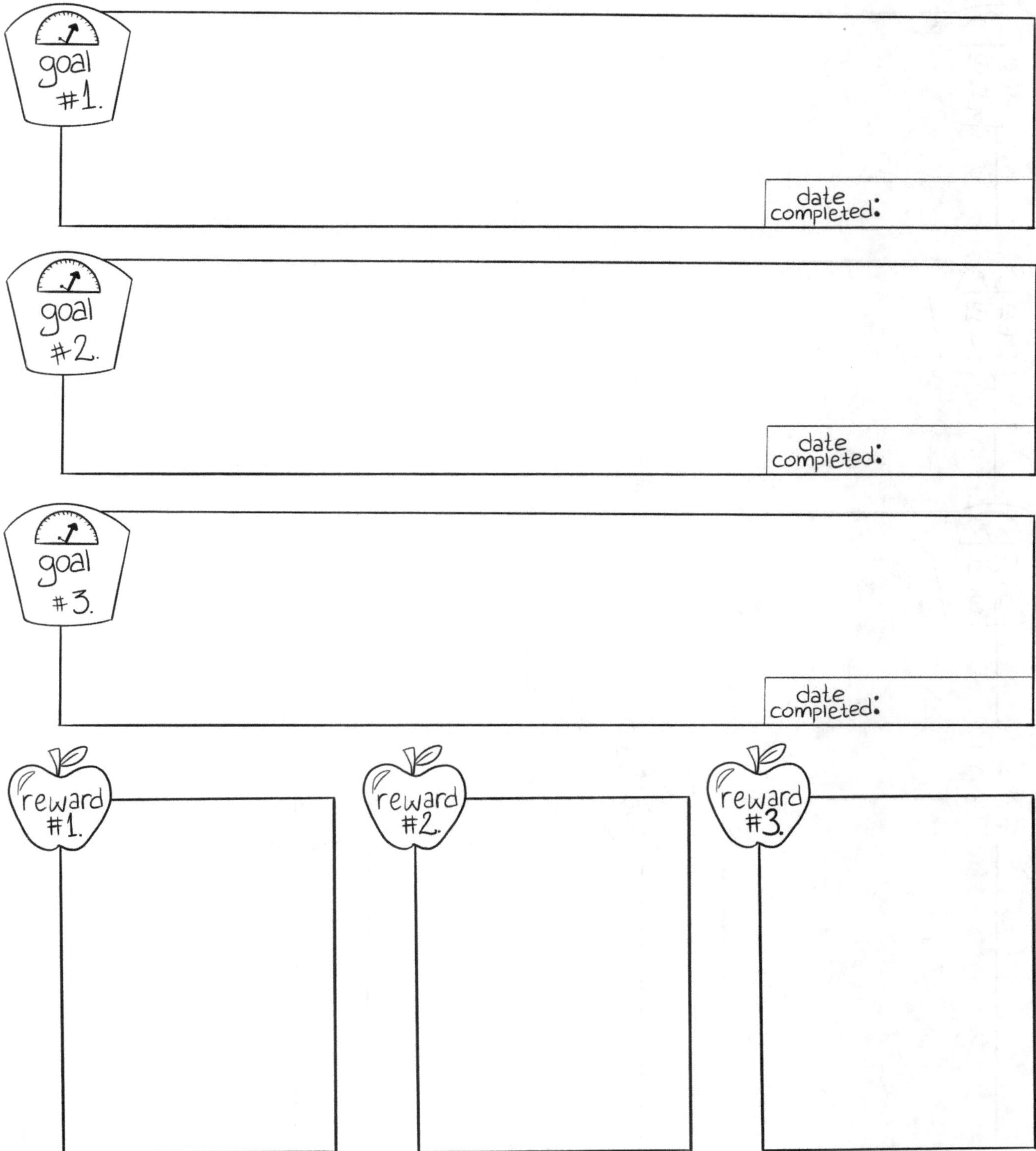

health
and FITNESS goals

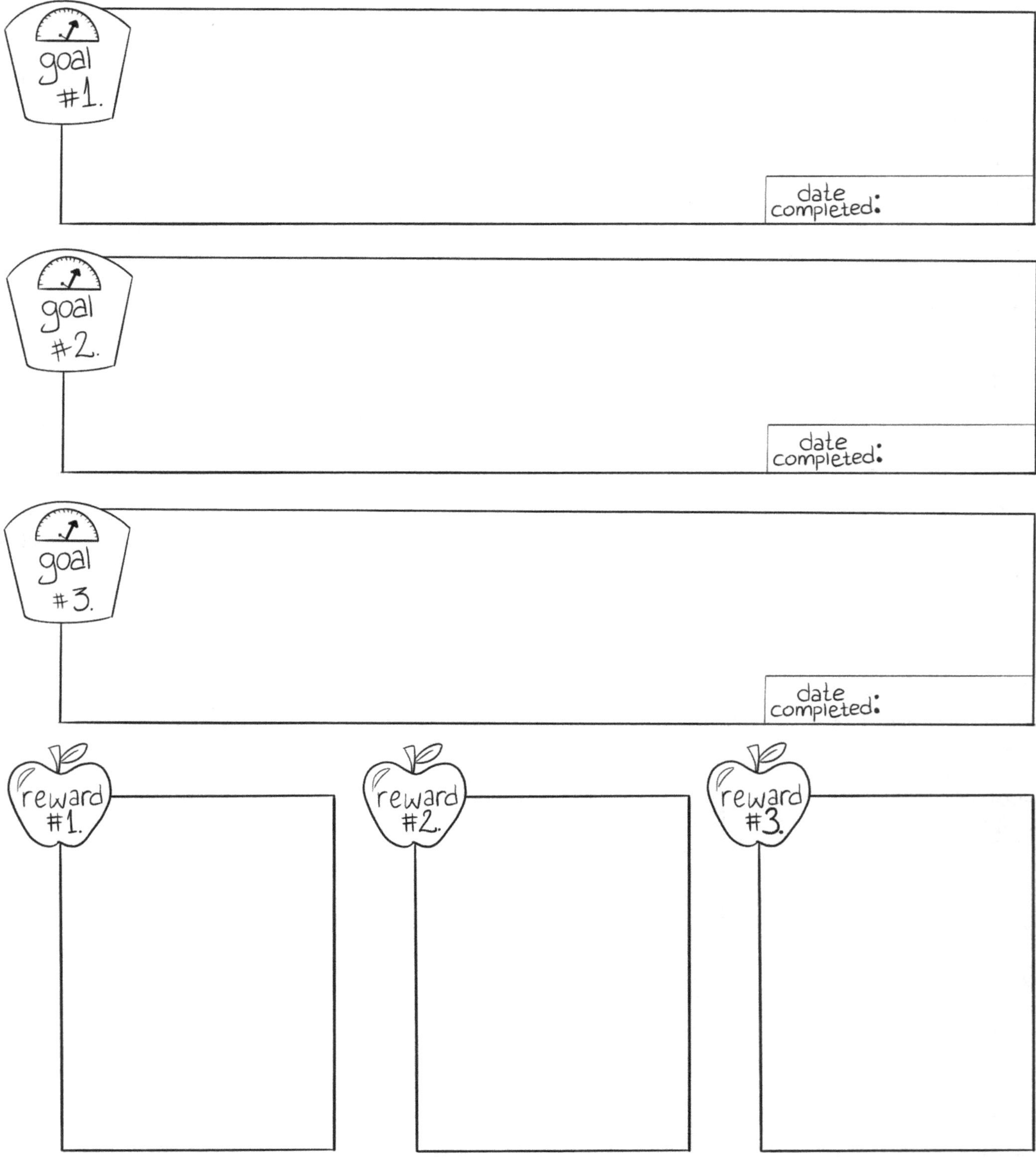

health
and FITNESS goals

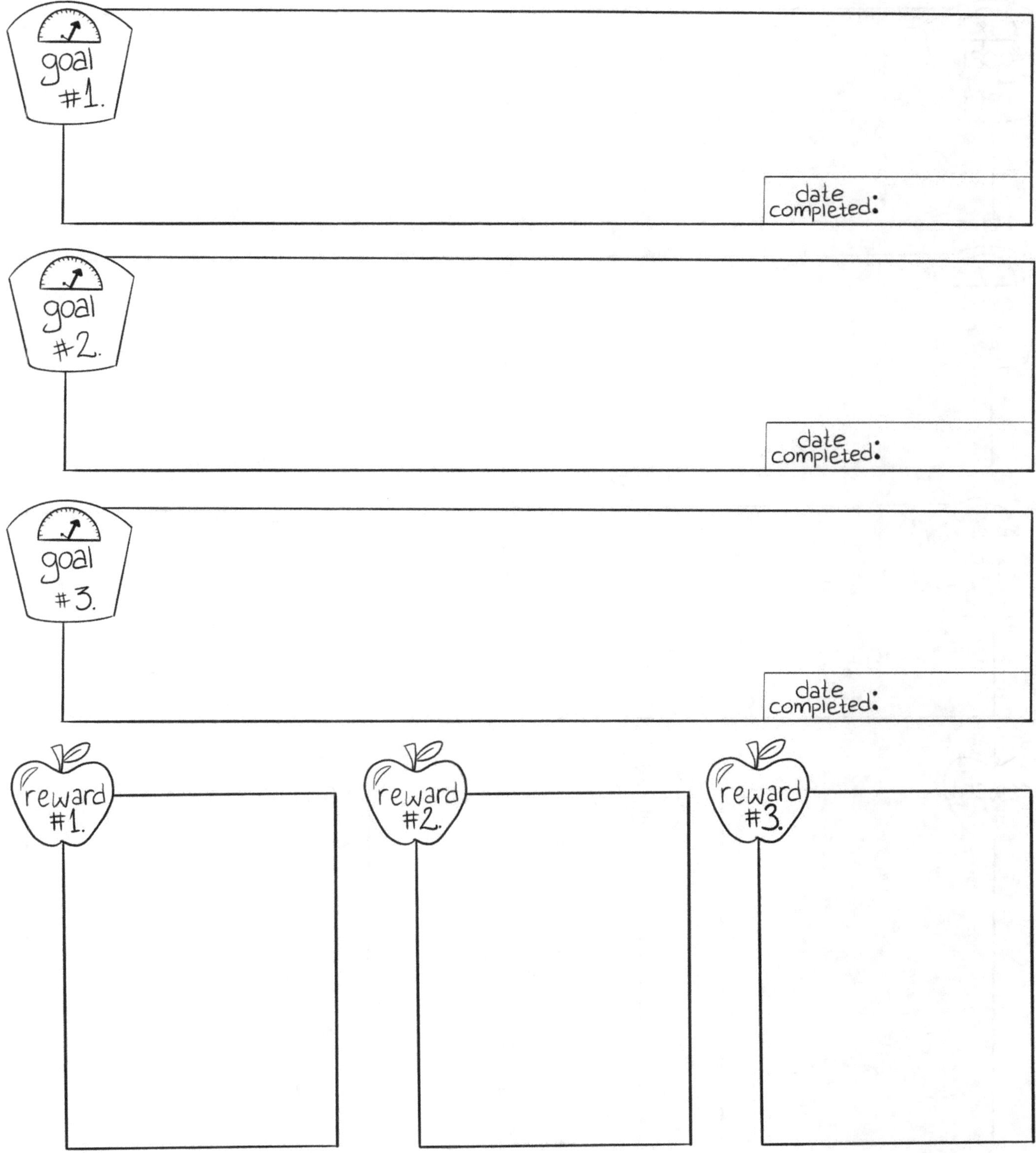

health and FITNESS goals

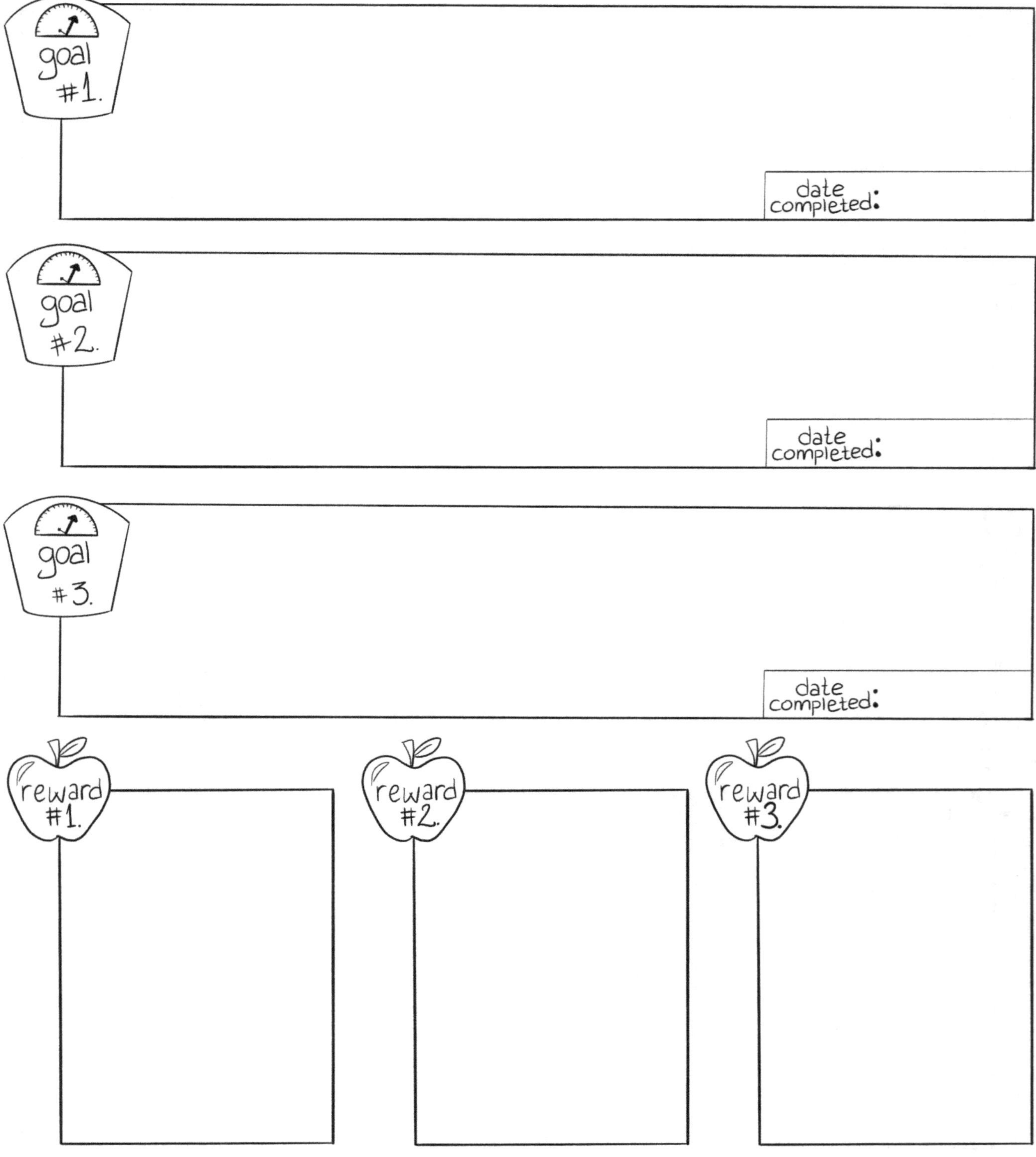

health and FITNESS goals

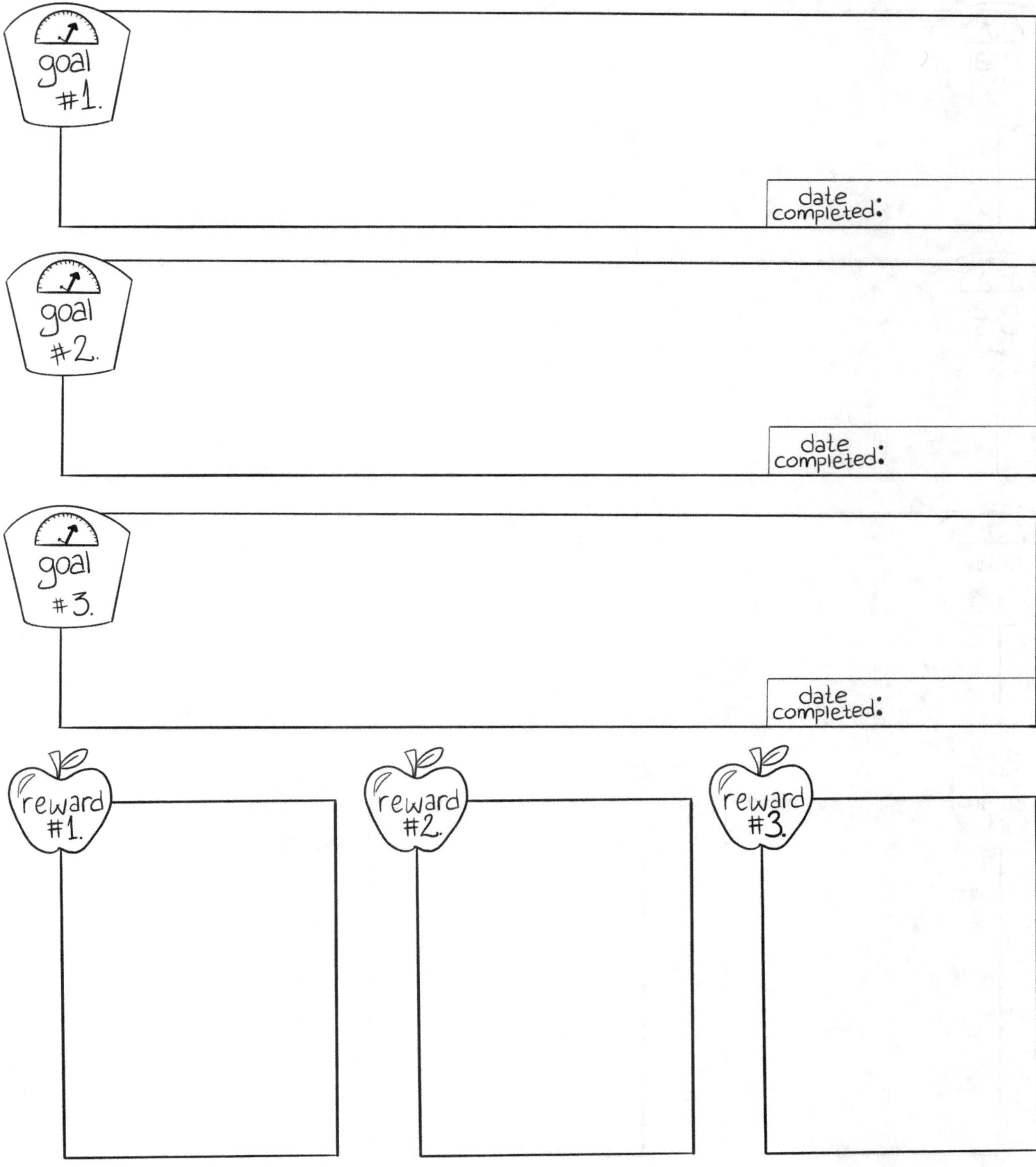

health and FITNESS goals

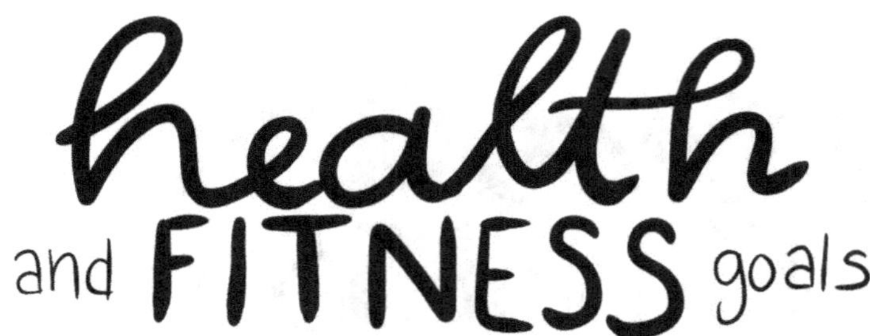

goal #1.

date completed:

goal #2.

date completed:

goal #3.

date completed:

reward #1.

reward #2.

reward #3.

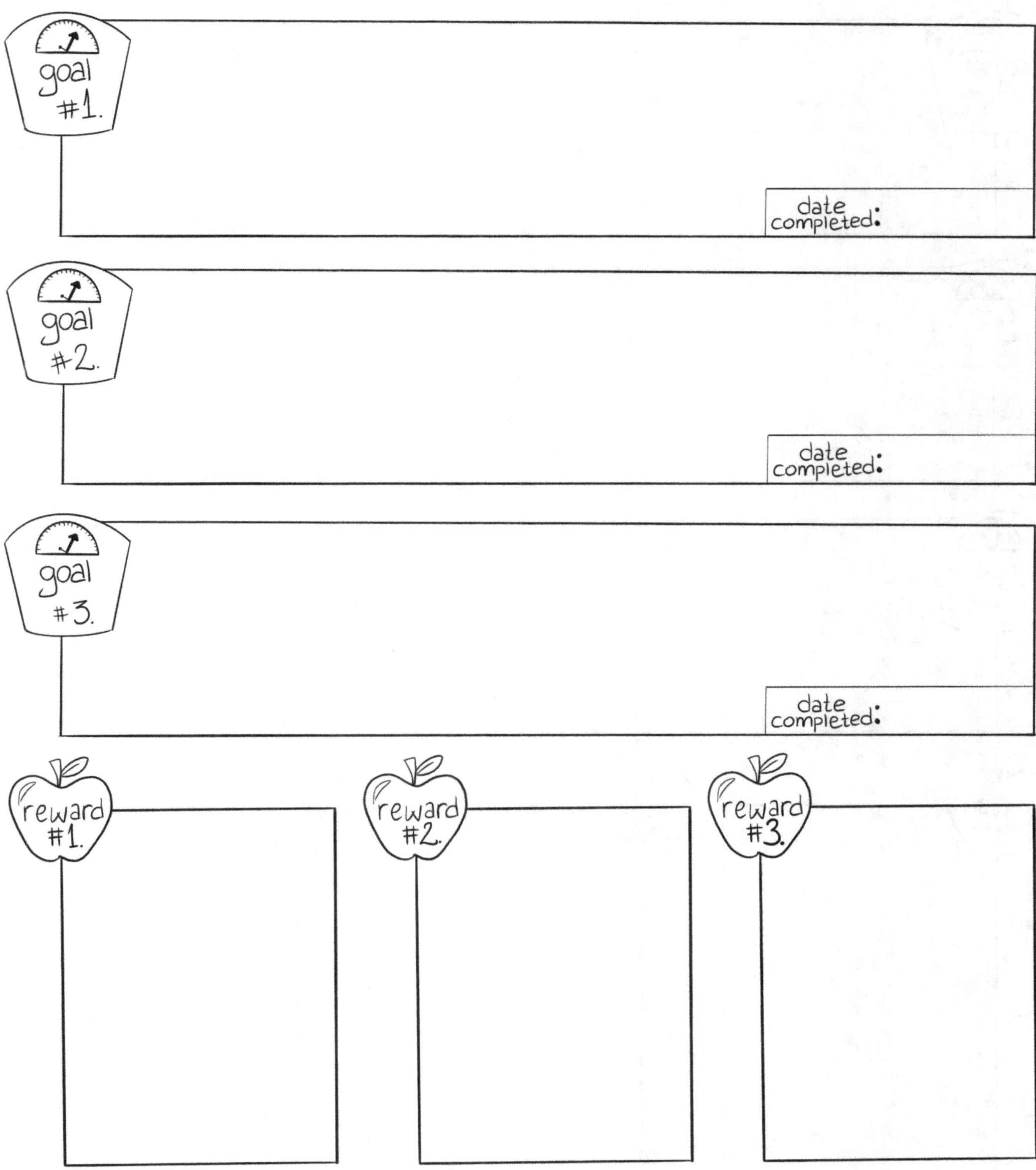

health
and FITNESS goals
goal #1.
date completed:
goal #2.
date completed:
goal #3.
date completed:
reward #1.
reward #2.
reward #3.

health
and FITNESS goals

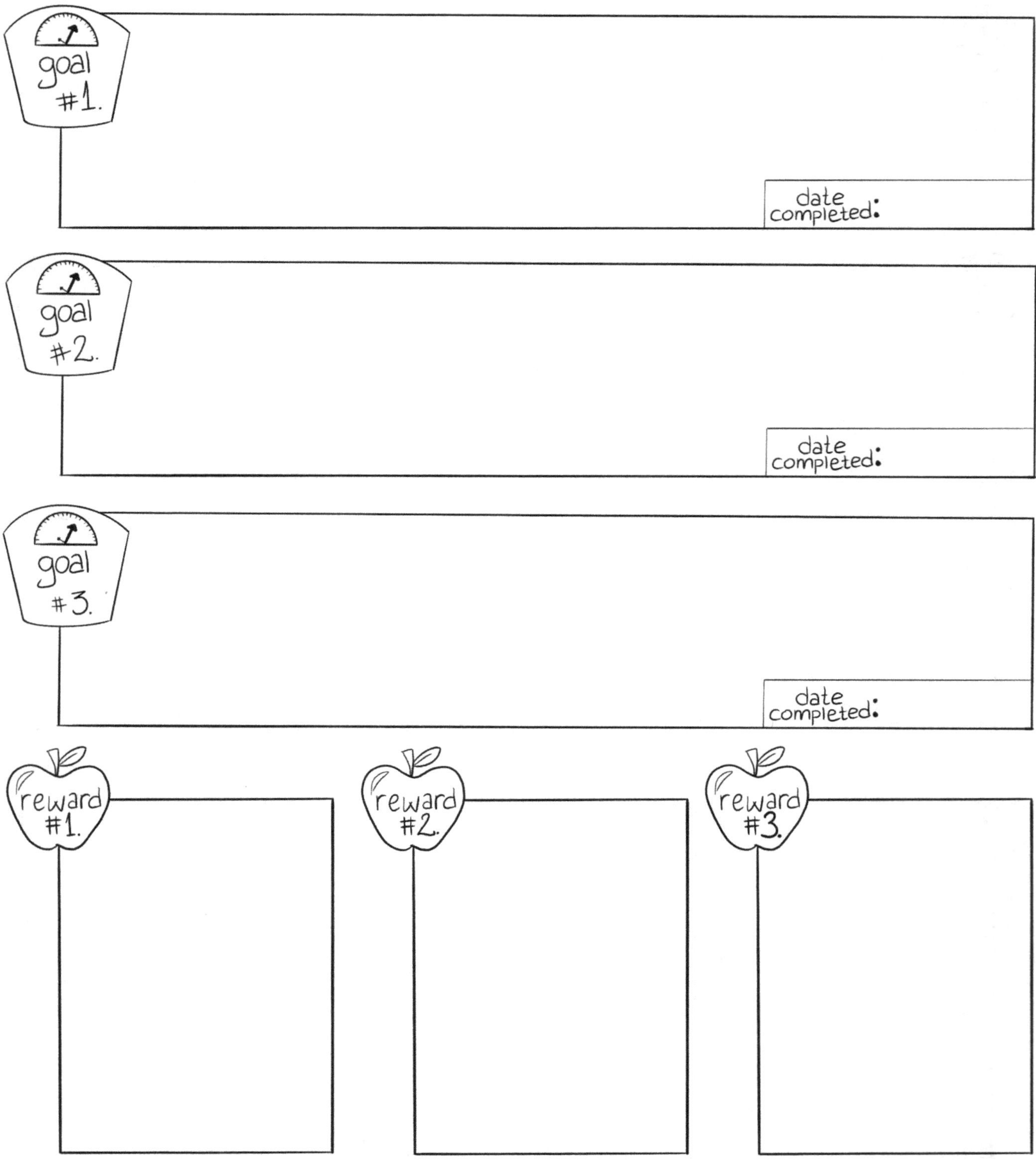

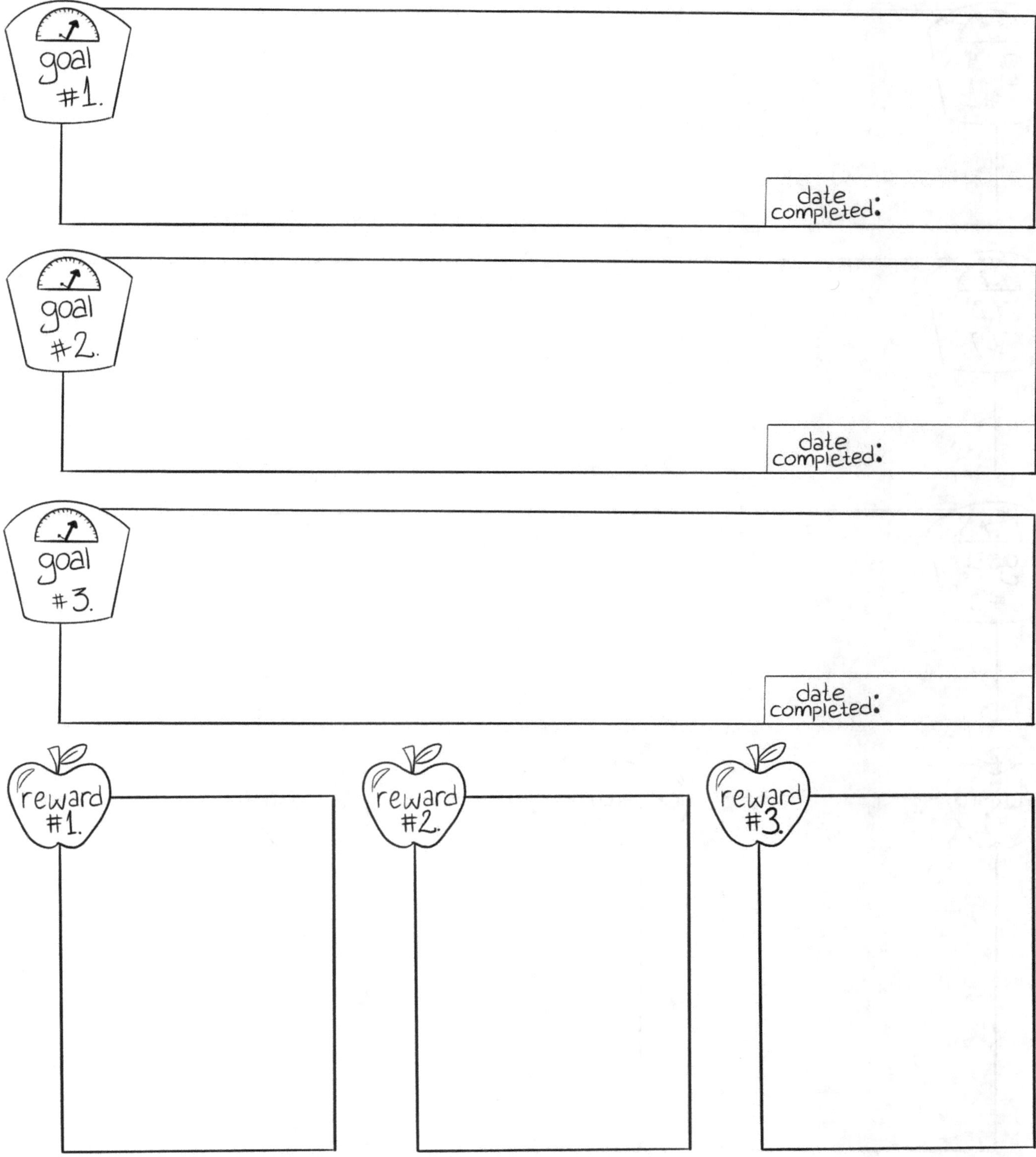

health
and FITNESS goals
goal #1.
date completed:
goal #2.
date completed:
goal #3.
date completed:
reward #1.
reward #2.
reward #3.

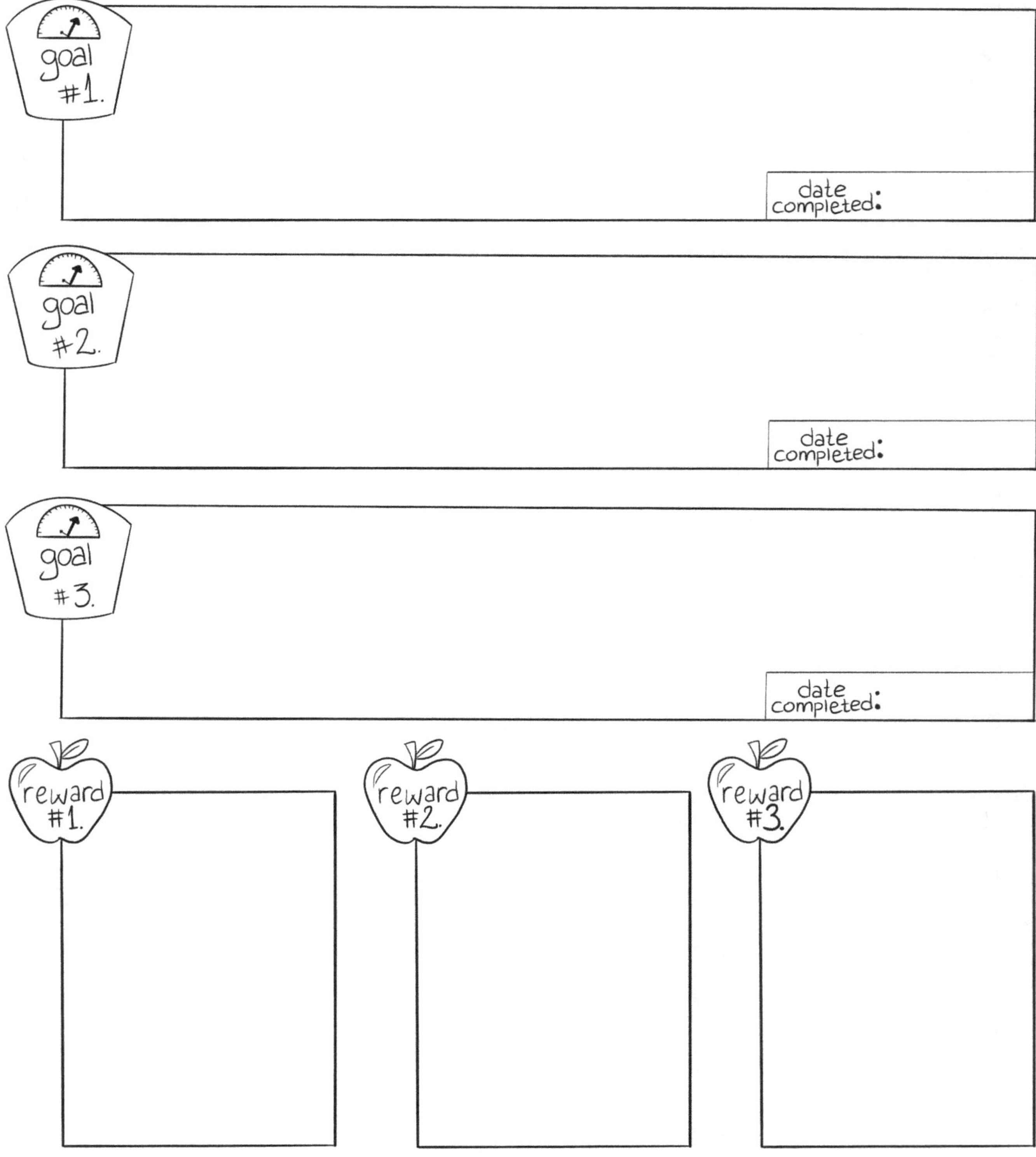

health
and FITNESS goals
goal #1.
date completed:
goal #2.
date completed:
goal #3.
date completed:
reward #1.
reward #2.
reward #3.

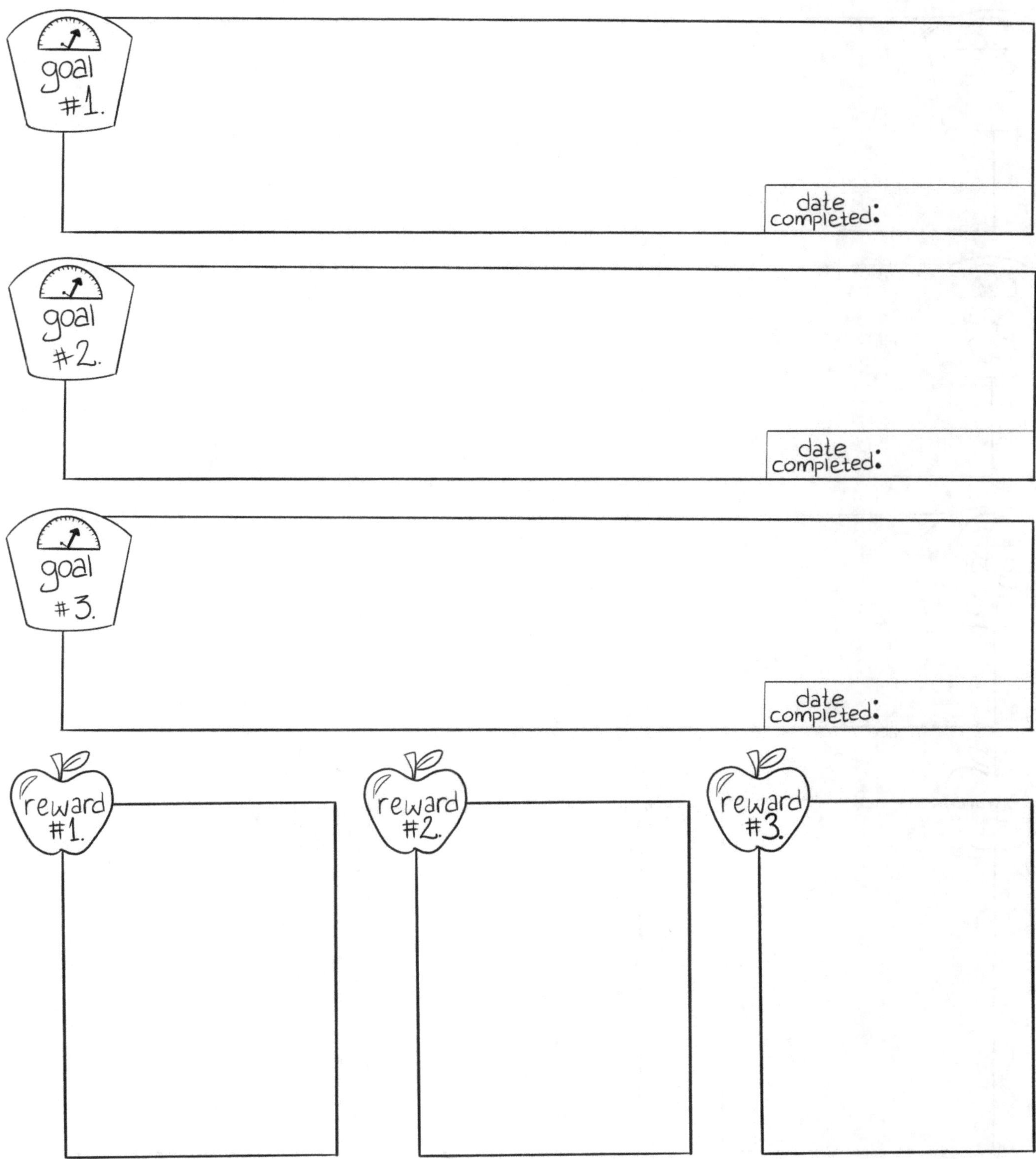

health
and FITNESS goals
goal #1.
date completed:
goal #2.
date completed:
goal #3.
date completed:
reward #1.
reward #2.
reward #3.

health
and FITNESS goals

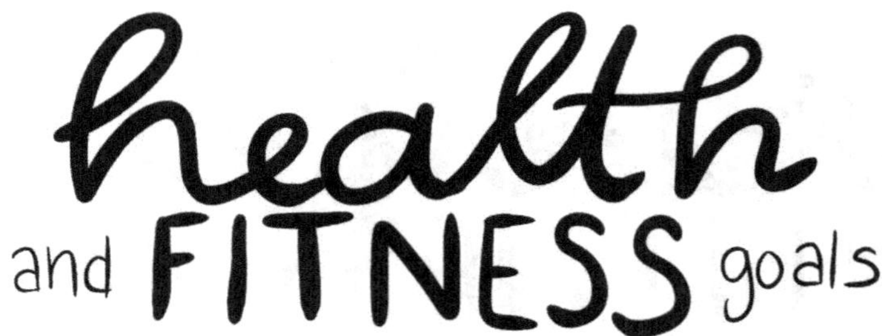

goal #1.

date completed:

goal #2.

date completed:

goal #3.

date completed:

reward #1.

reward #2.

reward #3.

health
and FITNESS goals

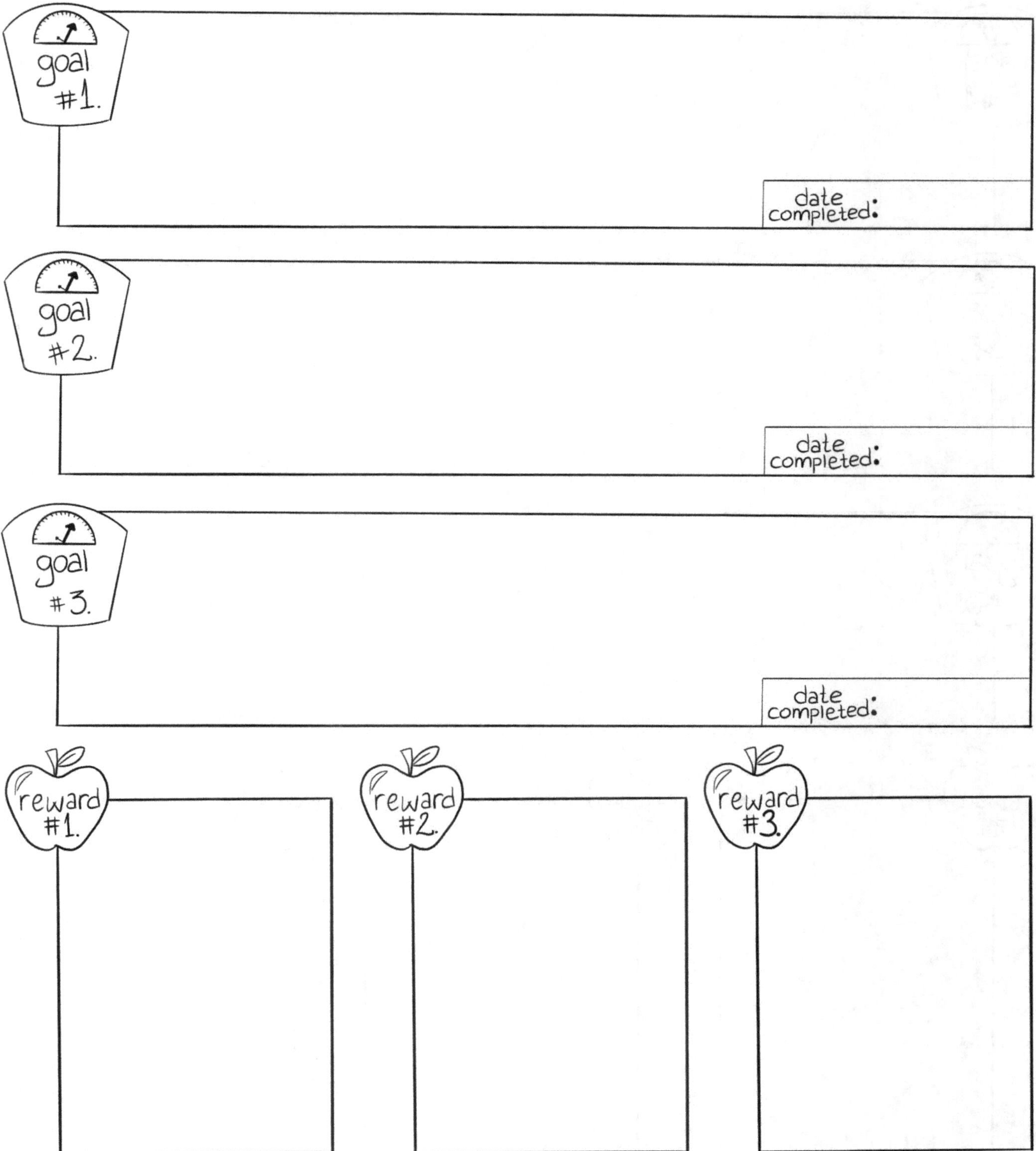

health and FITNESS goals

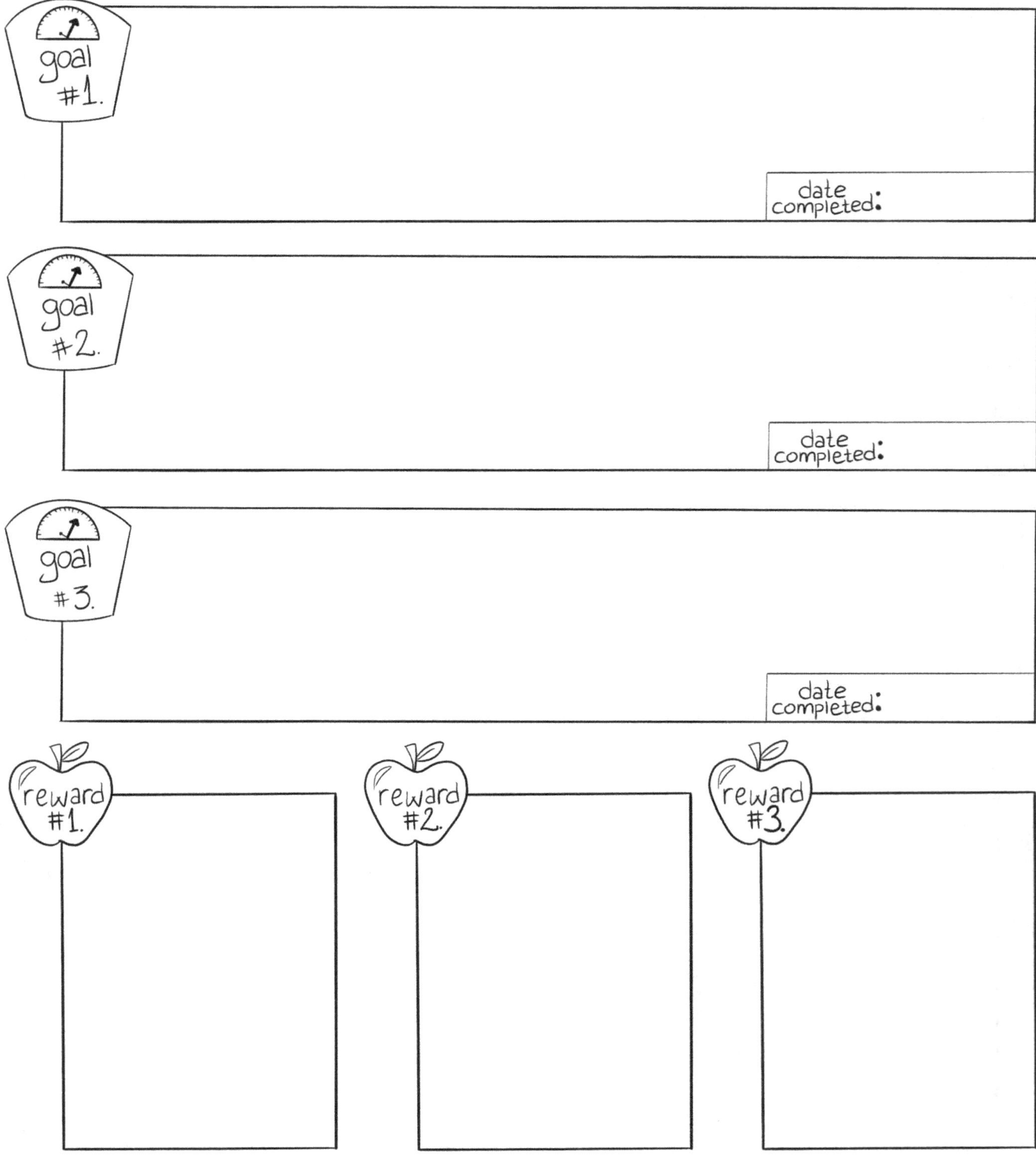

health and FITNESS goals

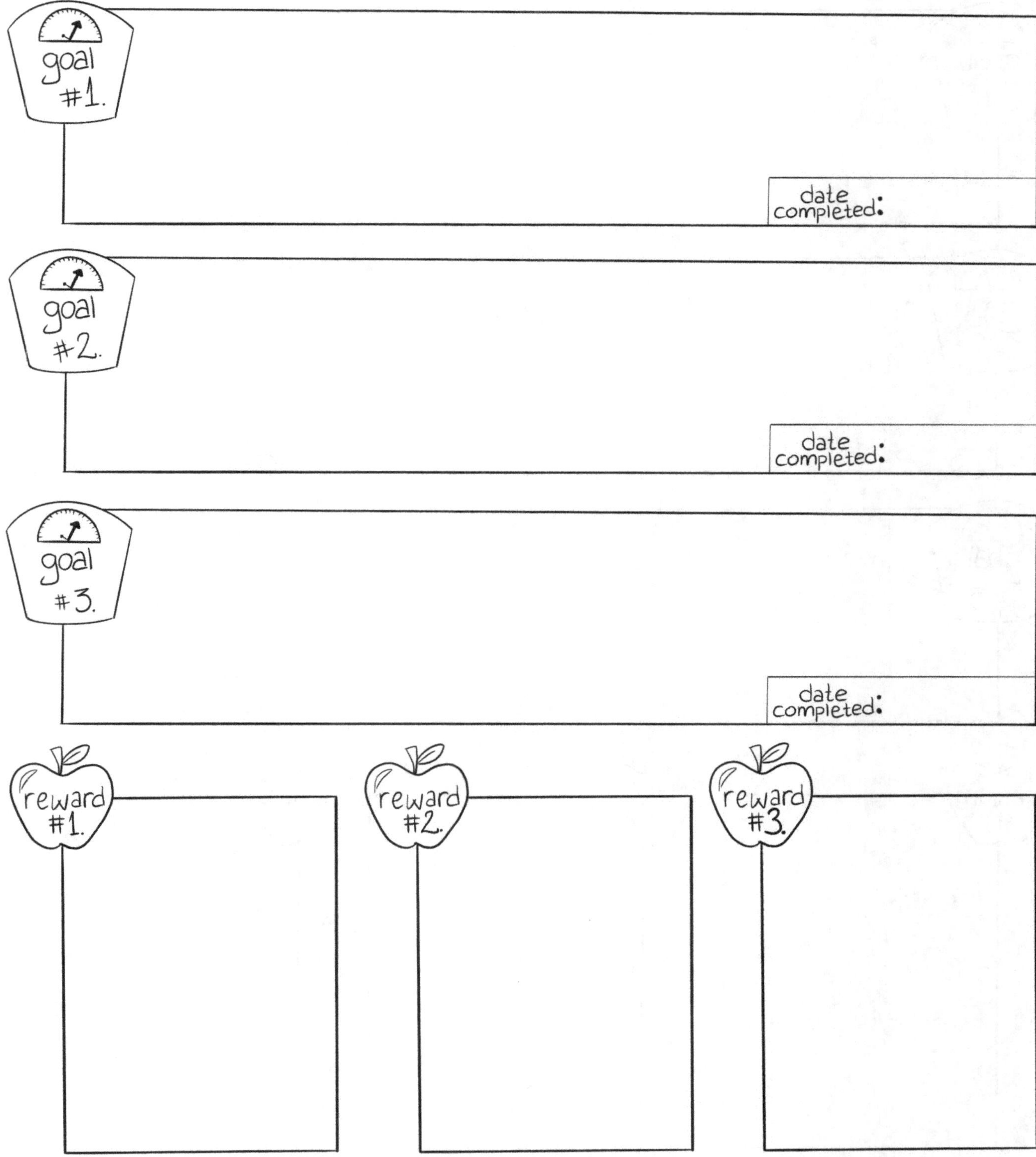

health and FITNESS goals

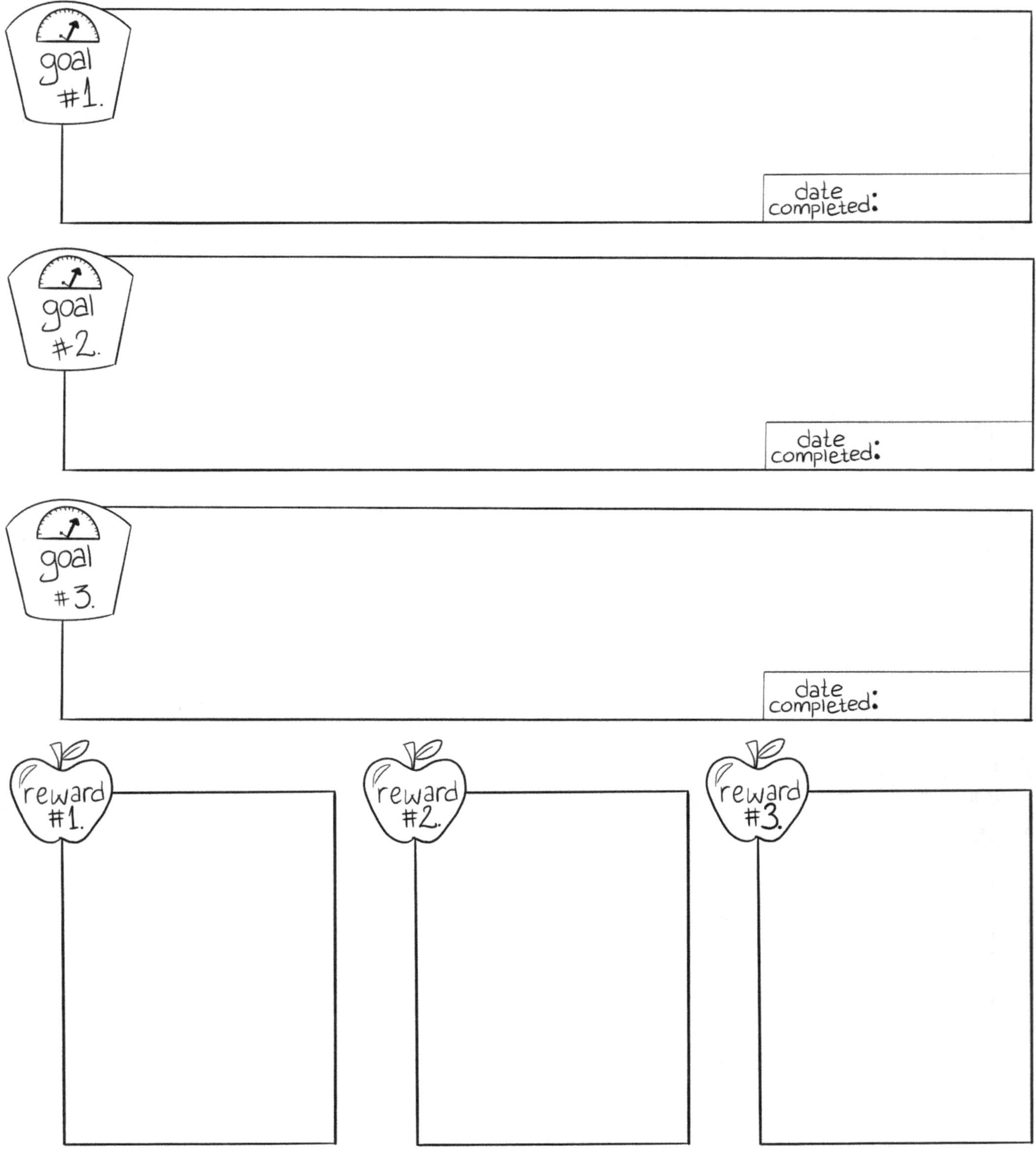

health
and FITNESS goals

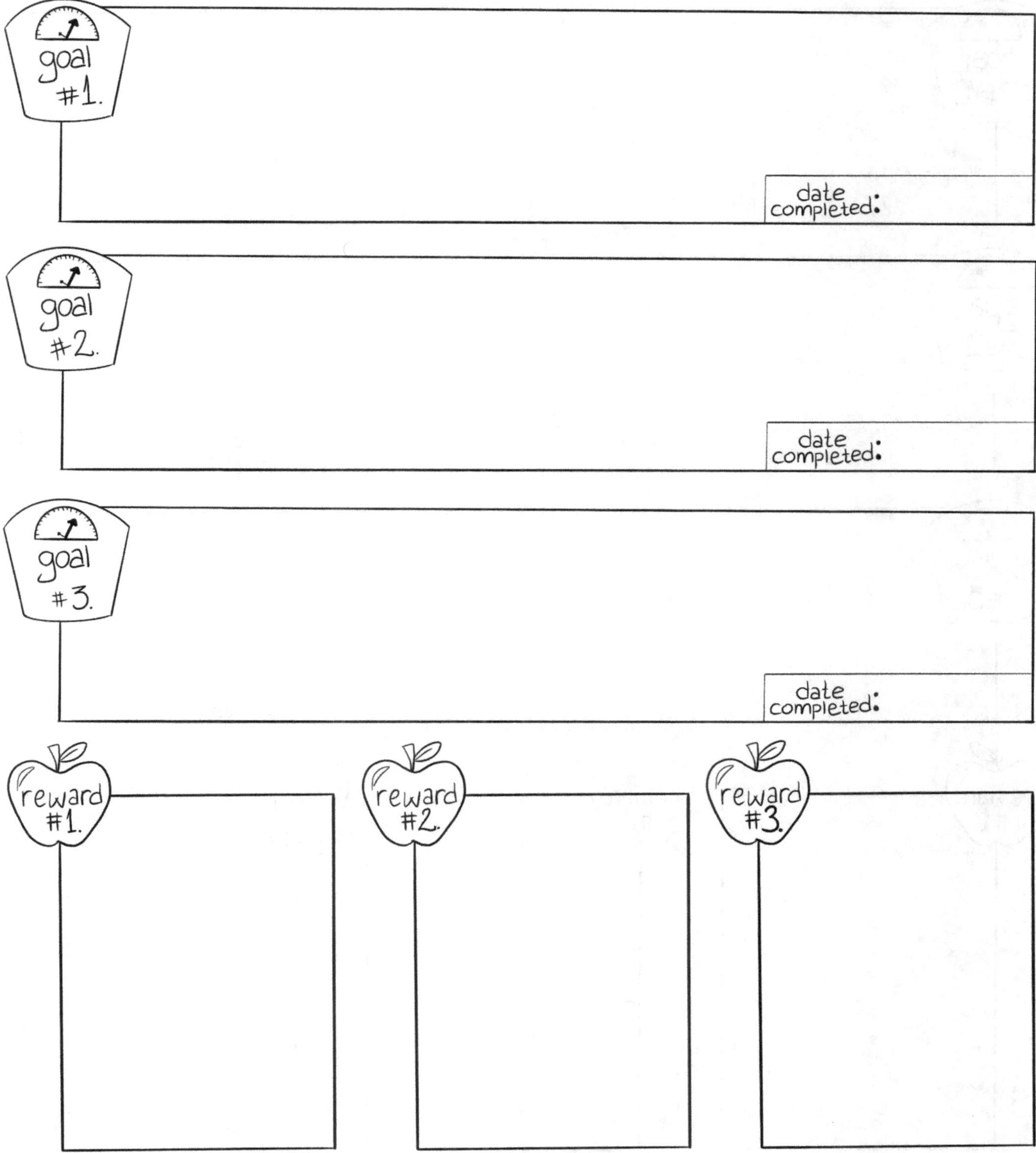

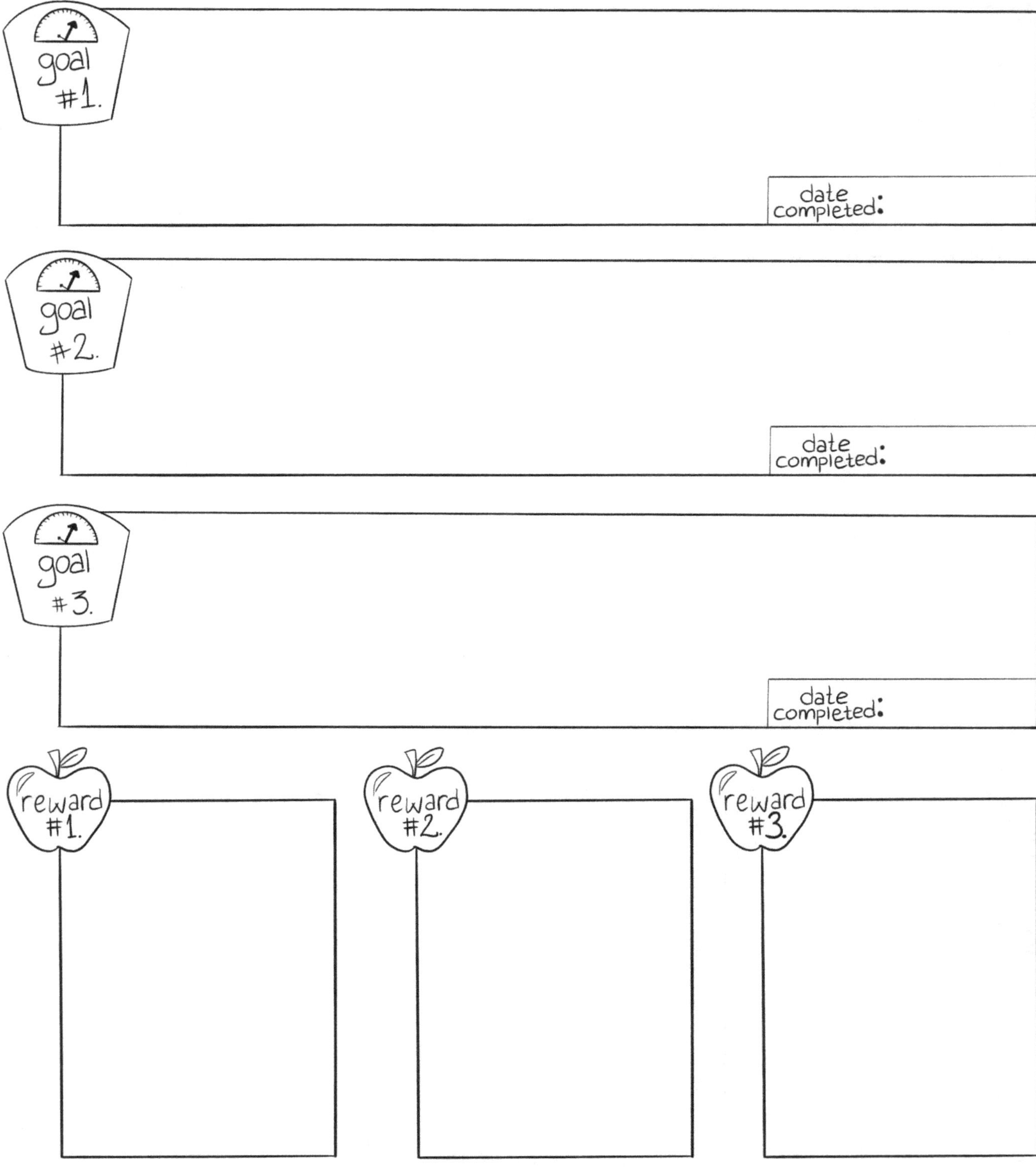

health
and FITNESS goals
goal #1.
date completed:
goal #2.
date completed:
goal #3.
date completed:
reward #1.
reward #2.
reward #3.

health and FITNESS goals

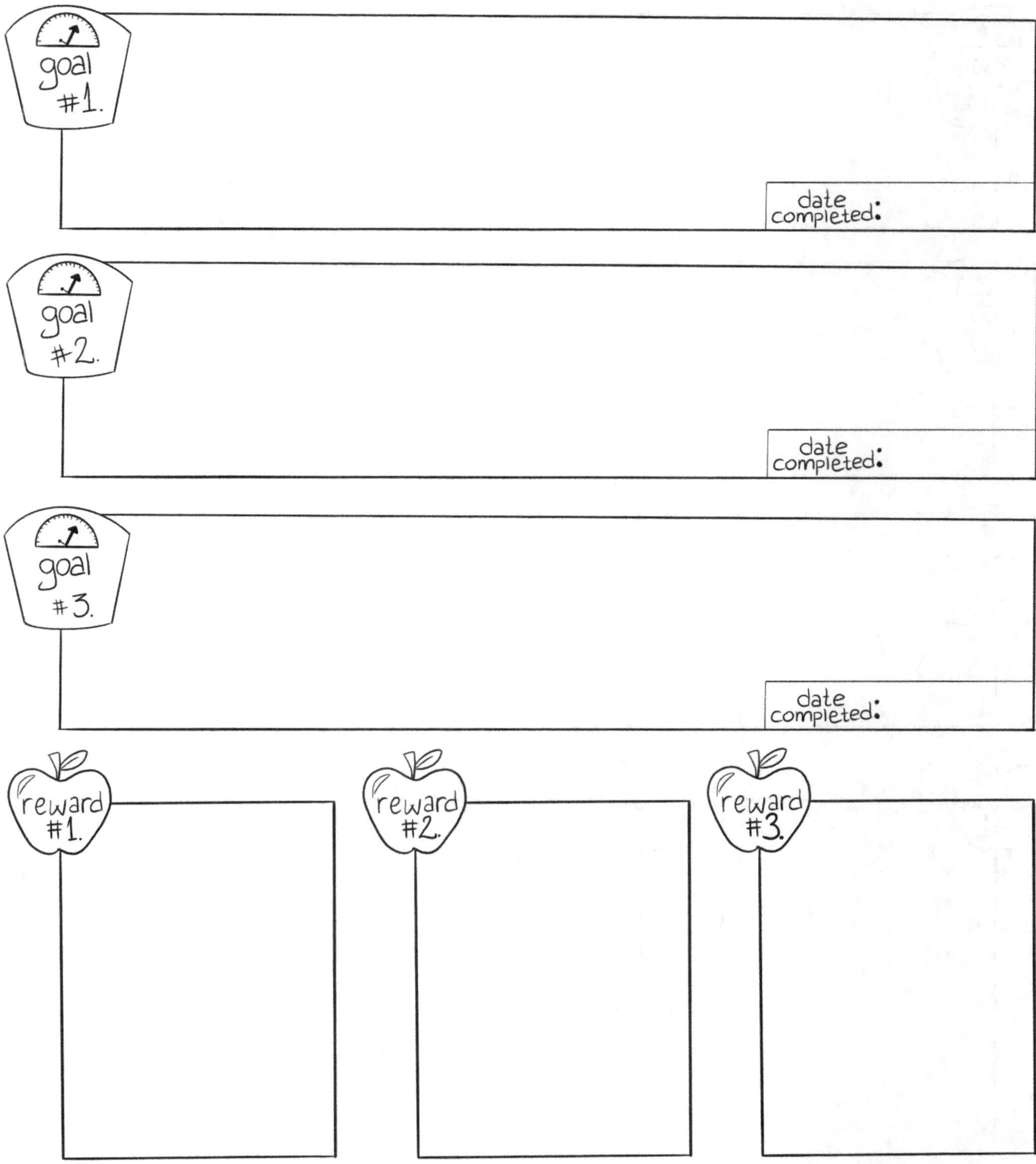

health

and FITNESS goals

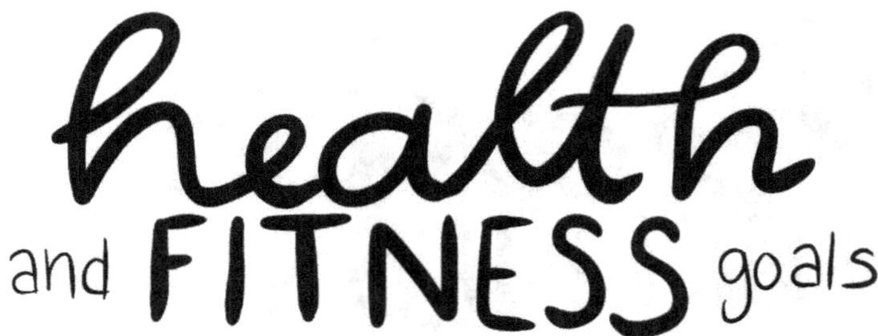

goal #1.

date completed:

goal #2.

date completed:

goal #3.

date completed:

reward #1.

reward #2.

reward #3.

health

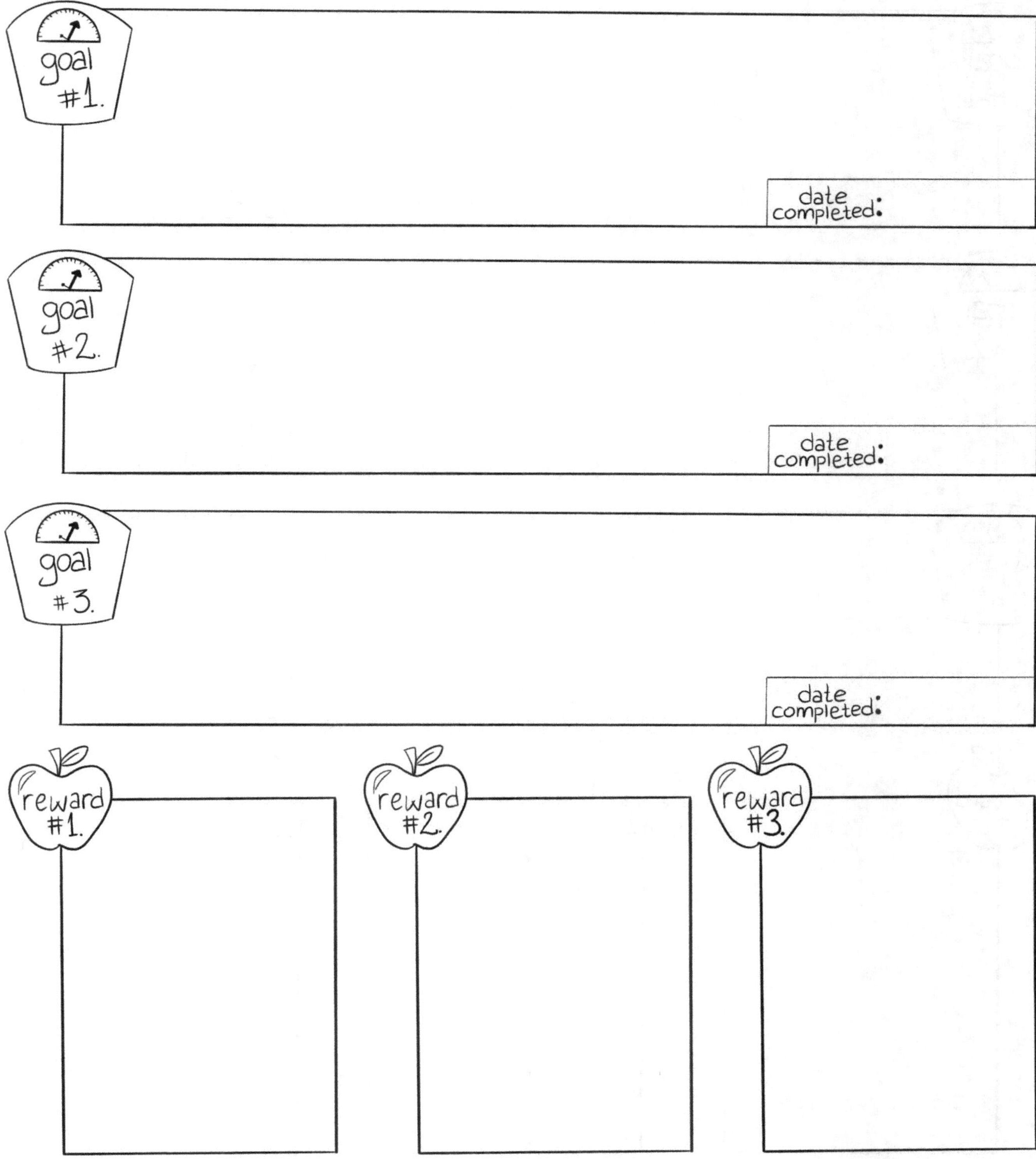

health
and FITNESS goals

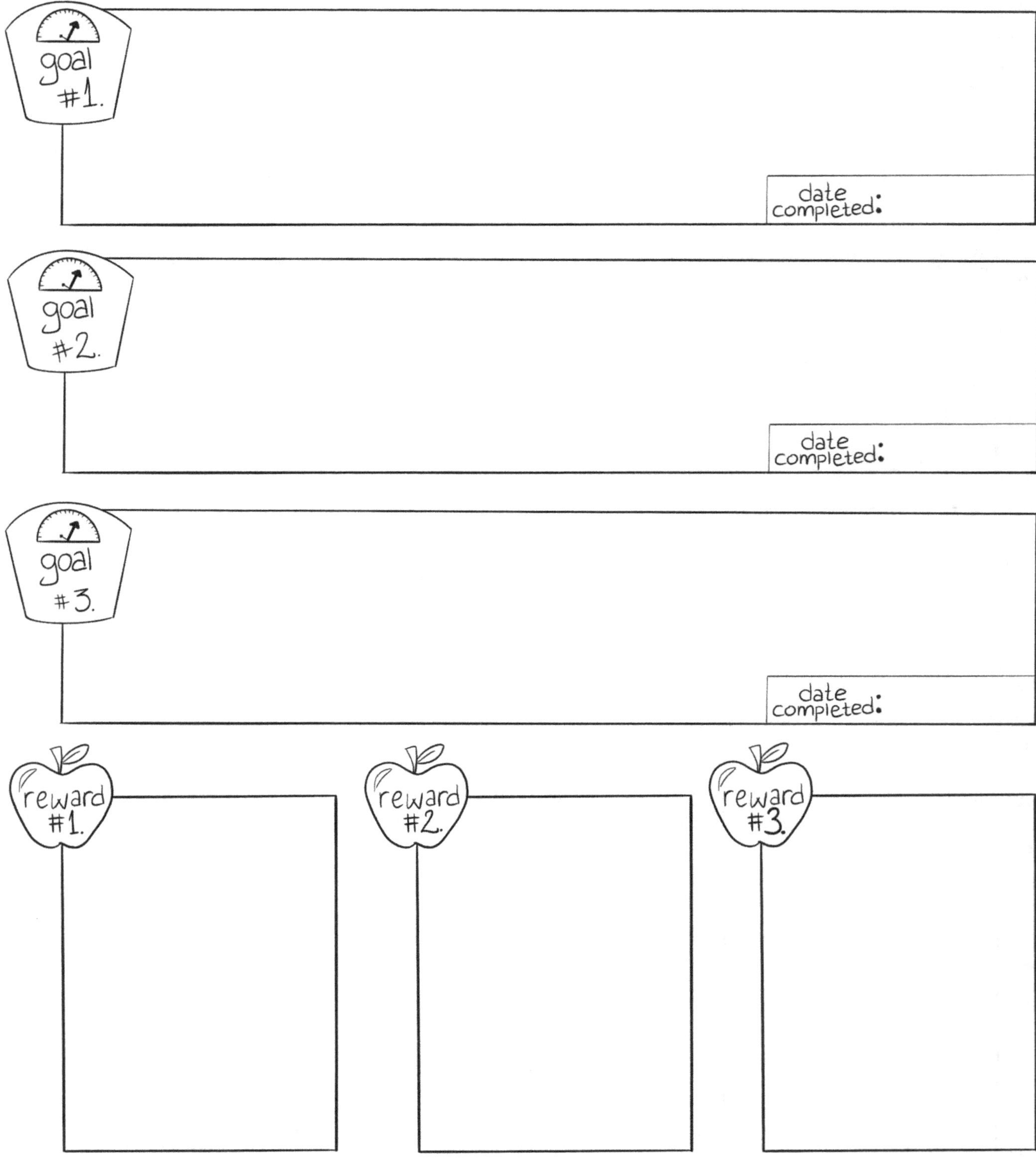

health and FITNESS goals

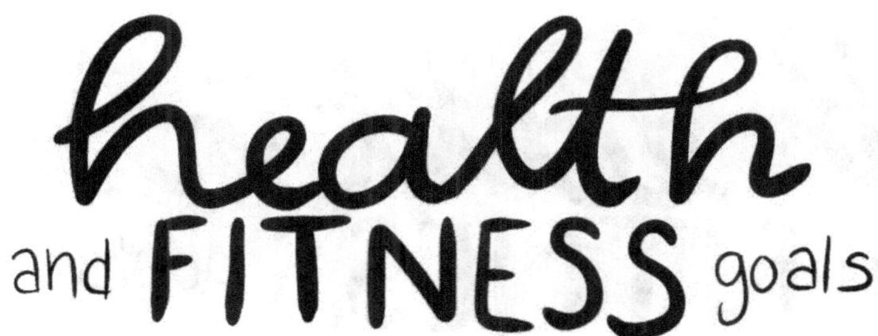

goal #1.

date completed:

goal #2.

date completed:

goal #3.

date completed:

reward #1.

reward #2.

reward #3.

health and FITNESS goals

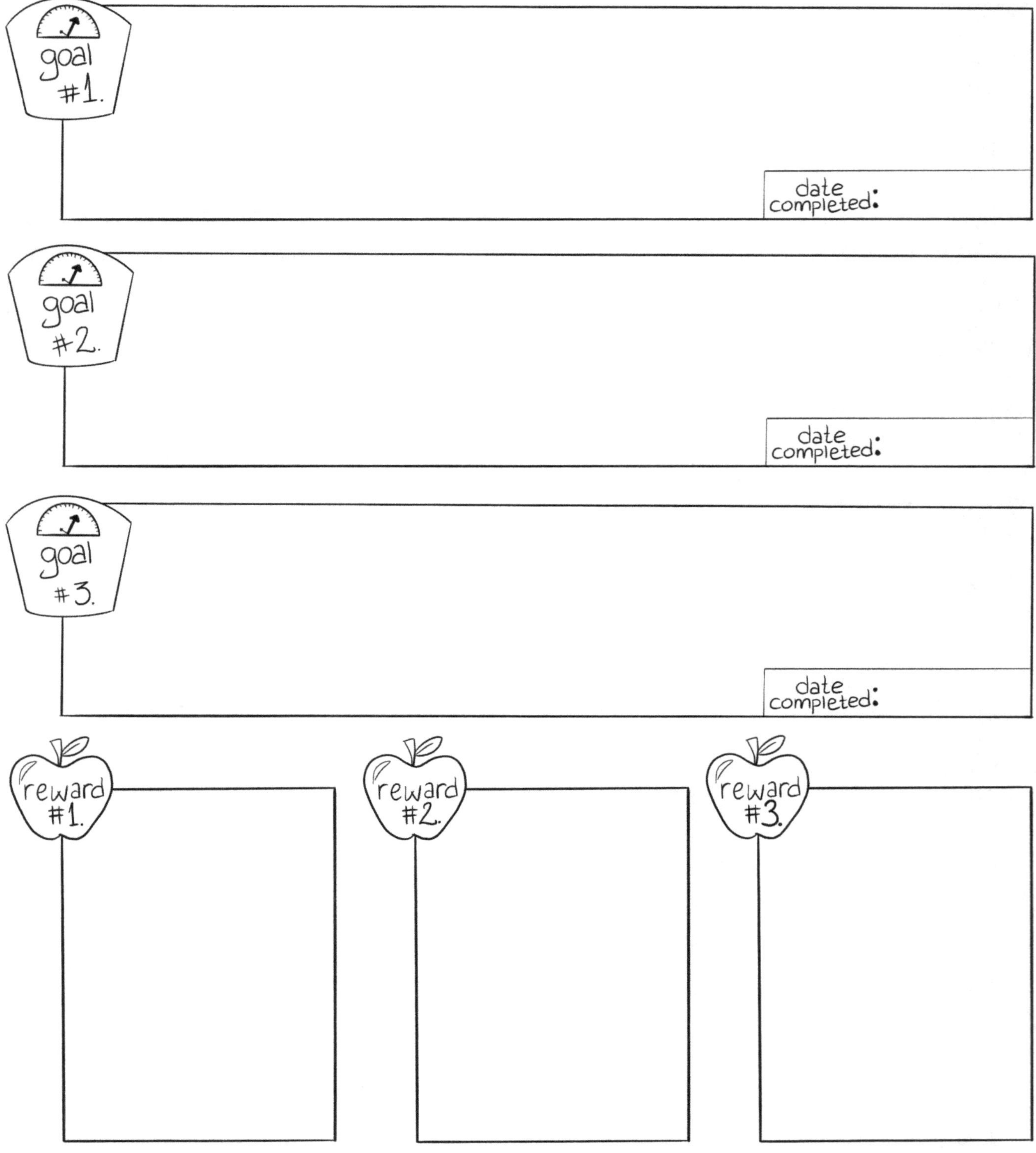

health
and FITNESS goals

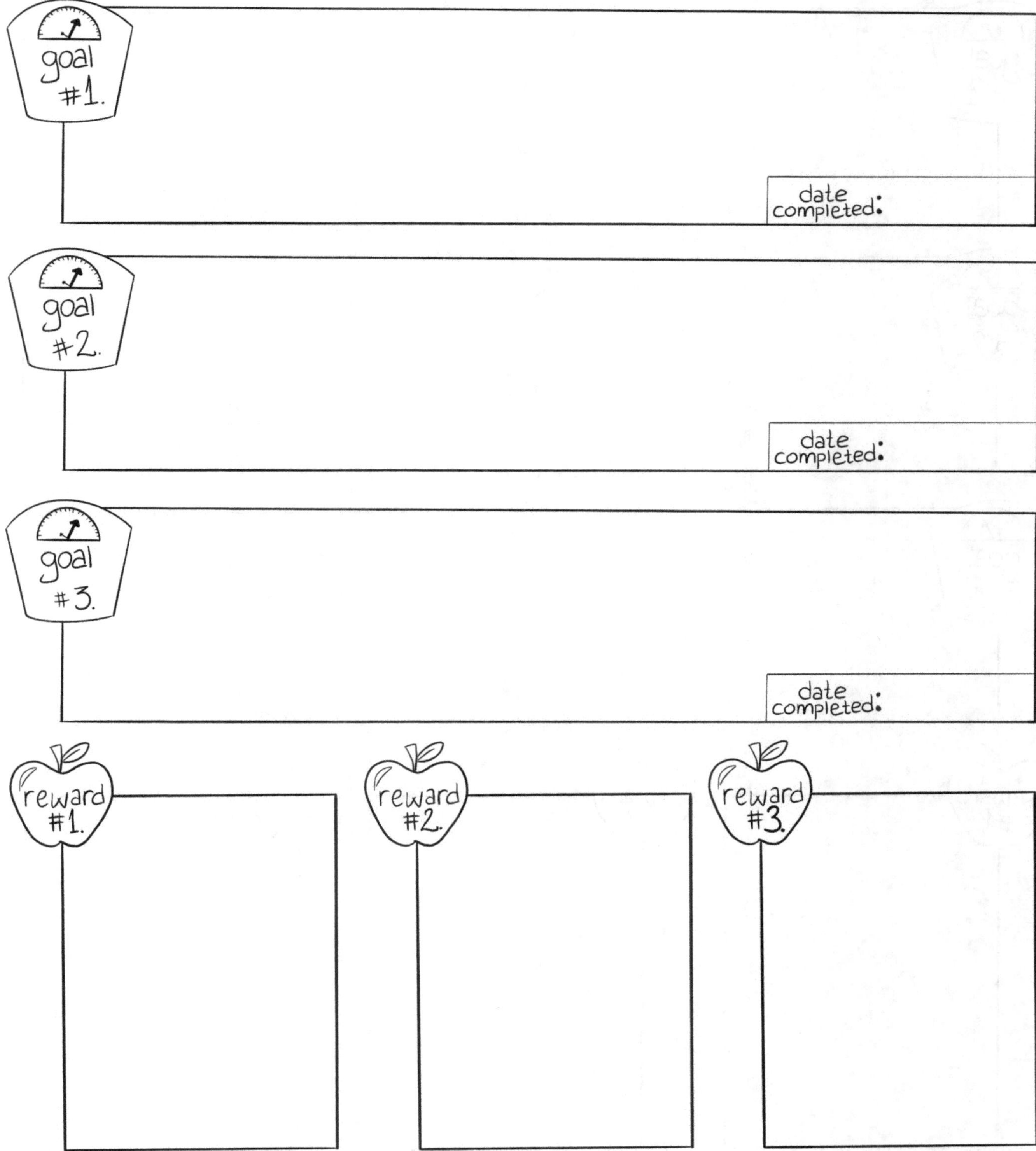

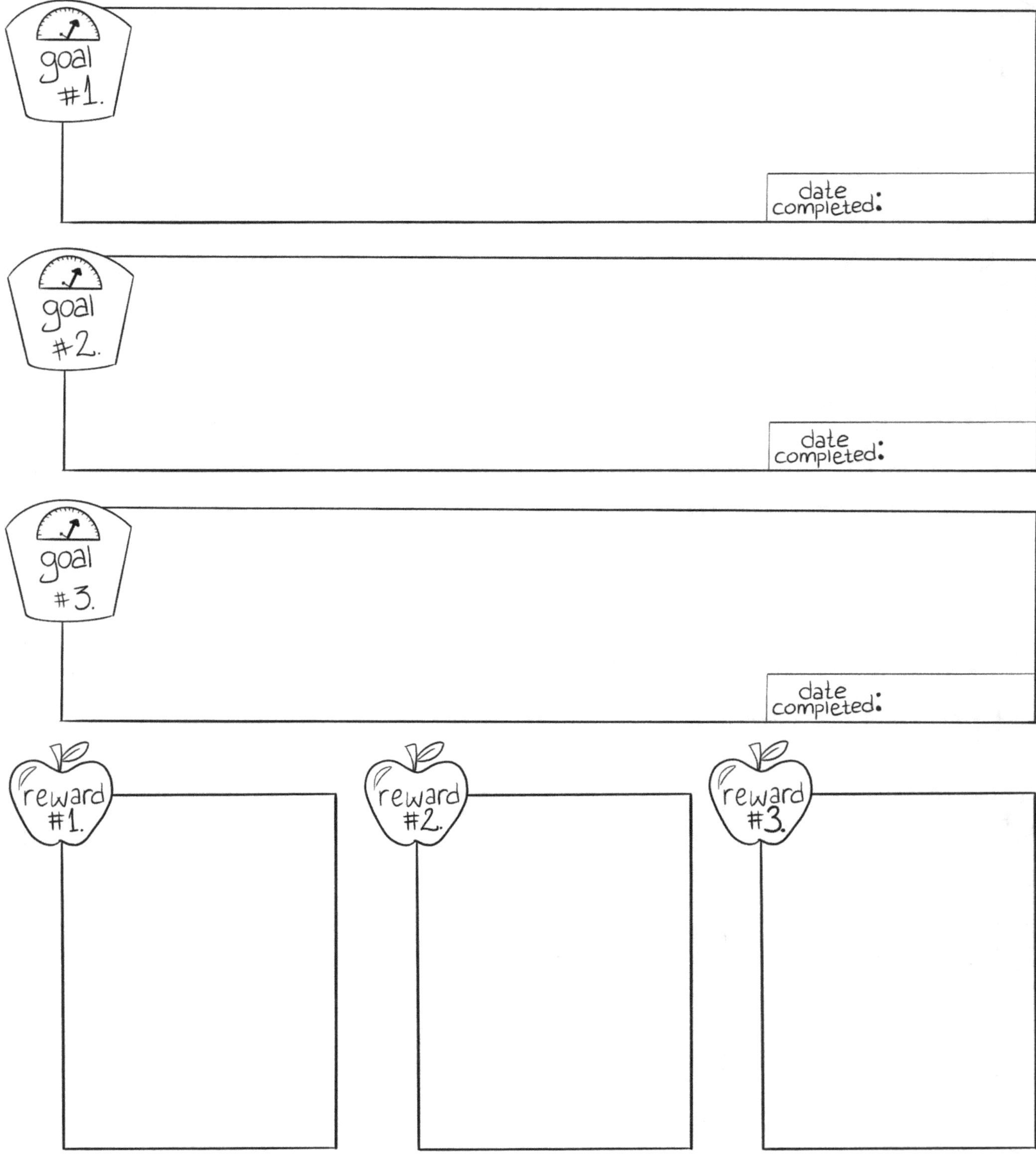

health
and FITNESS goals
goal #1.
date completed:
goal #2.
date completed:
goal #3.
date completed:
reward #1.
reward #2.
reward #3.

health
and FITNESS goals

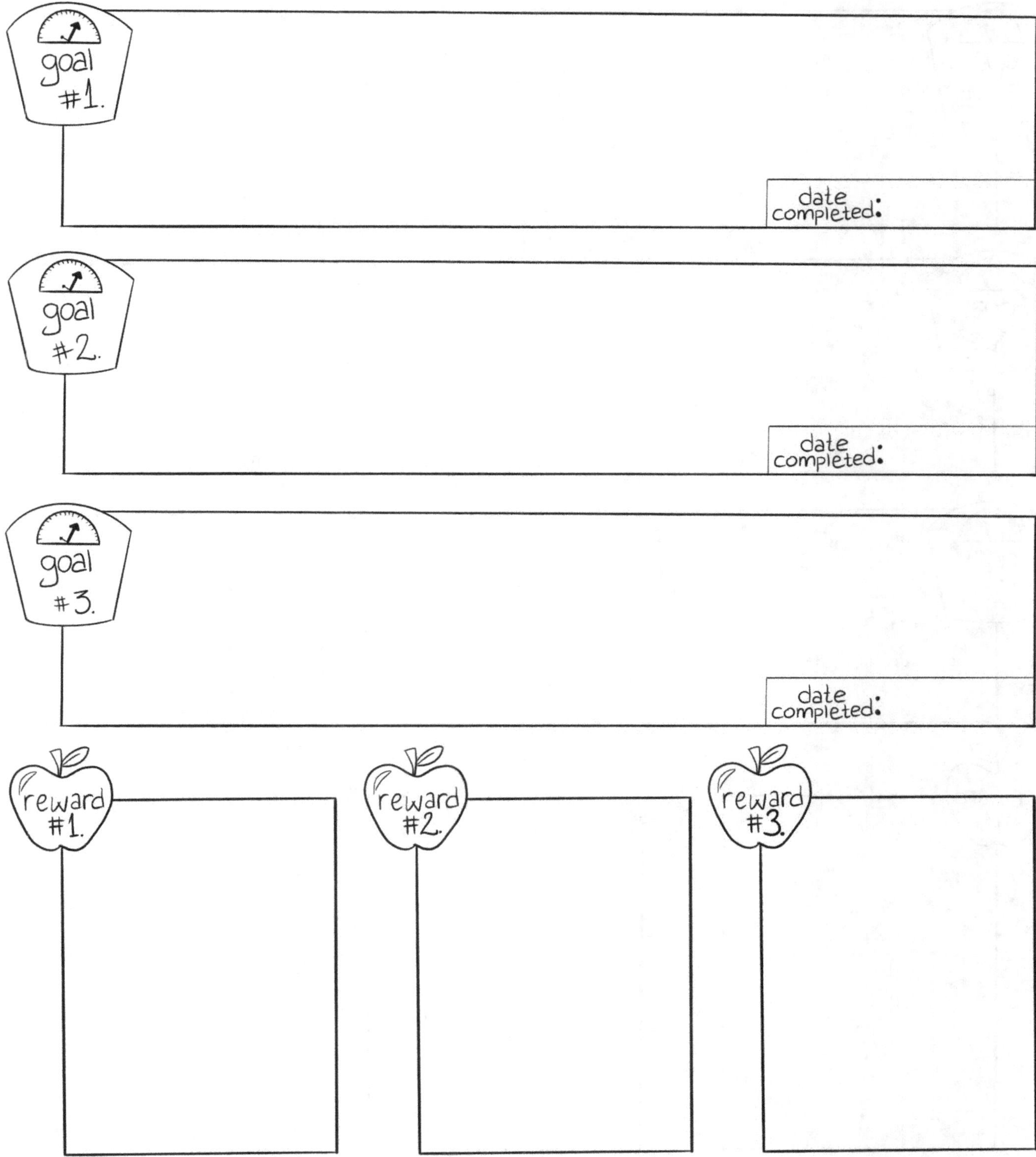

health
and FITNESS goals

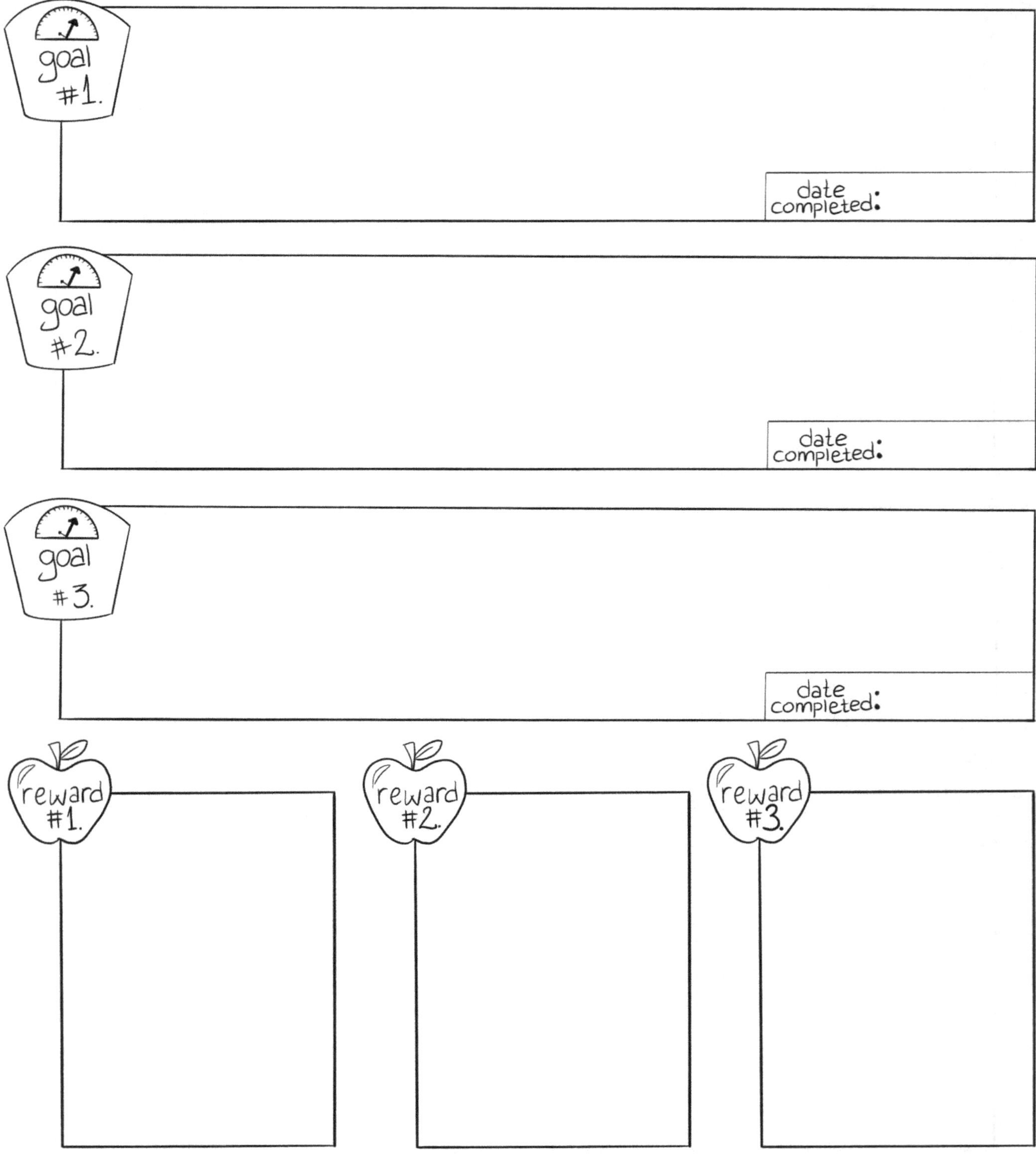

health
and FITNESS goals

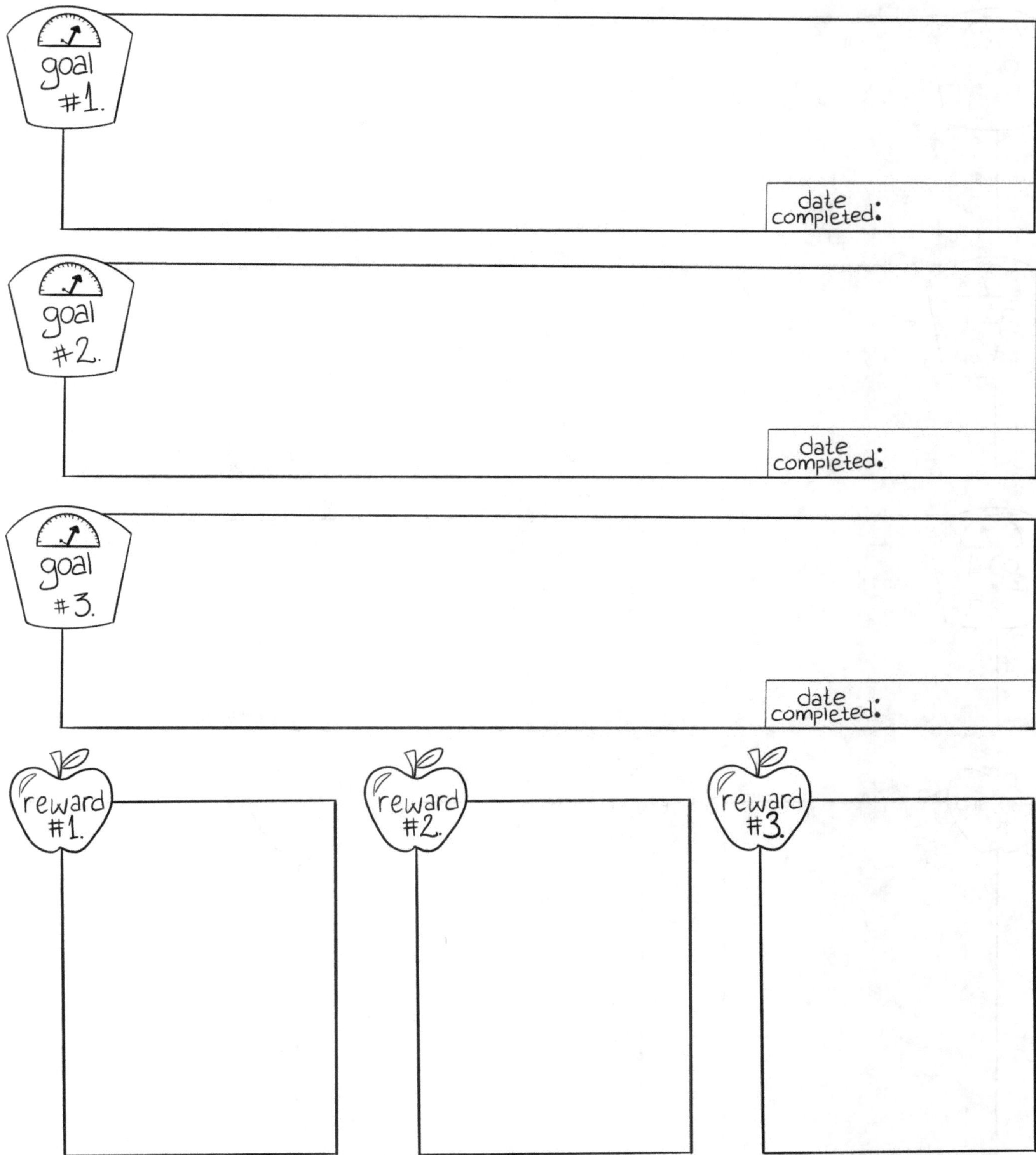

health
and FITNESS goals

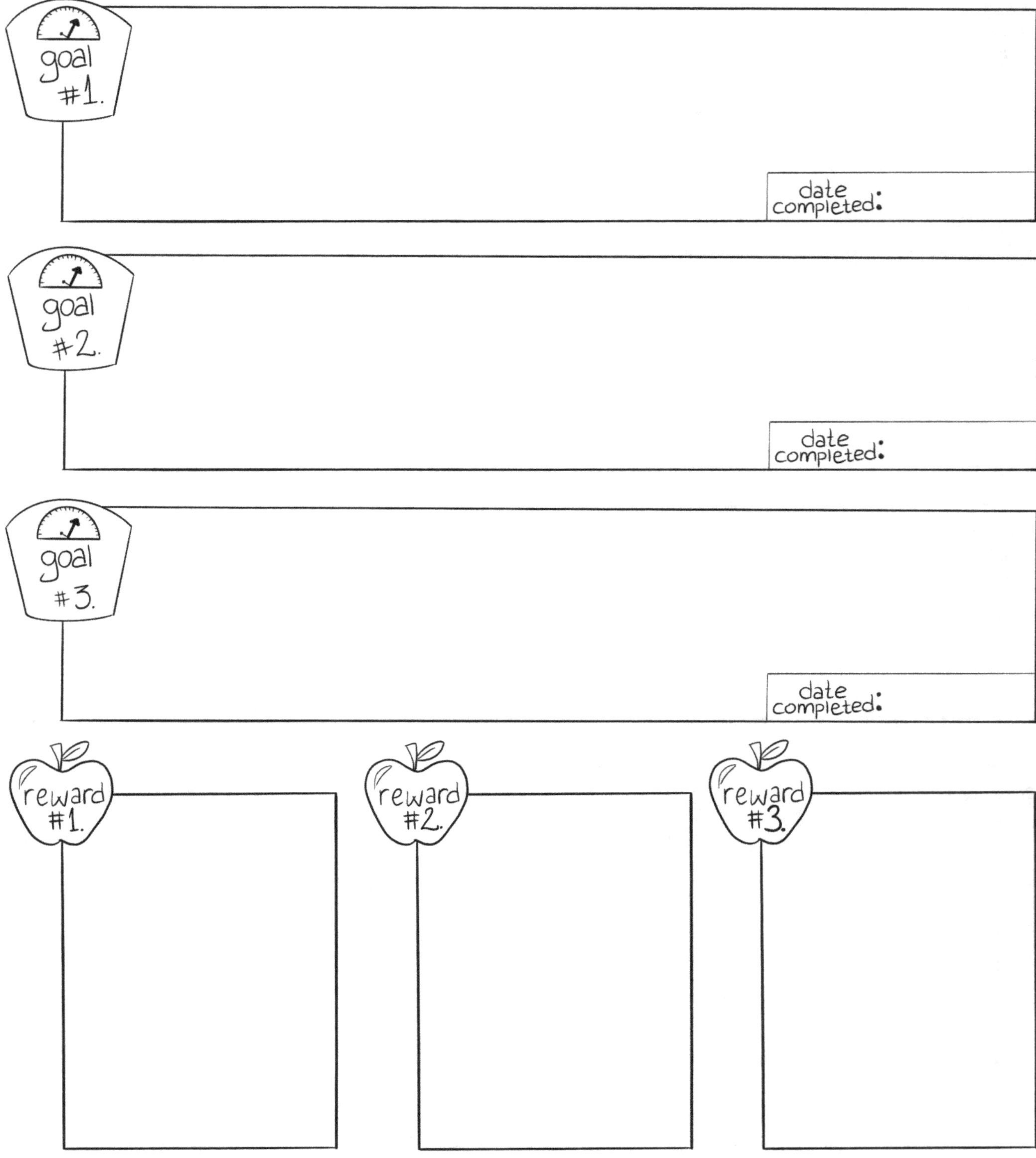

health and FITNESS goals

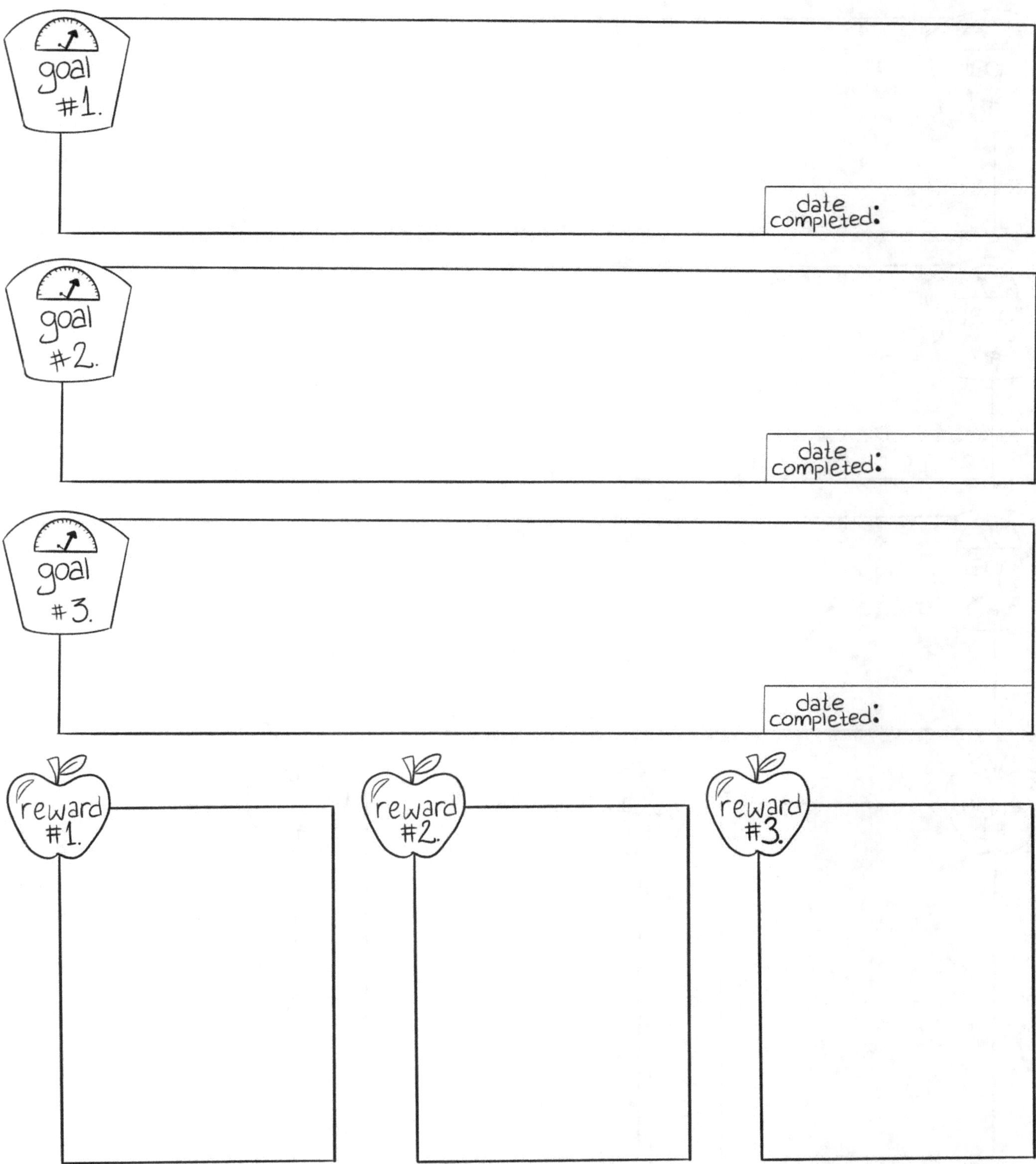

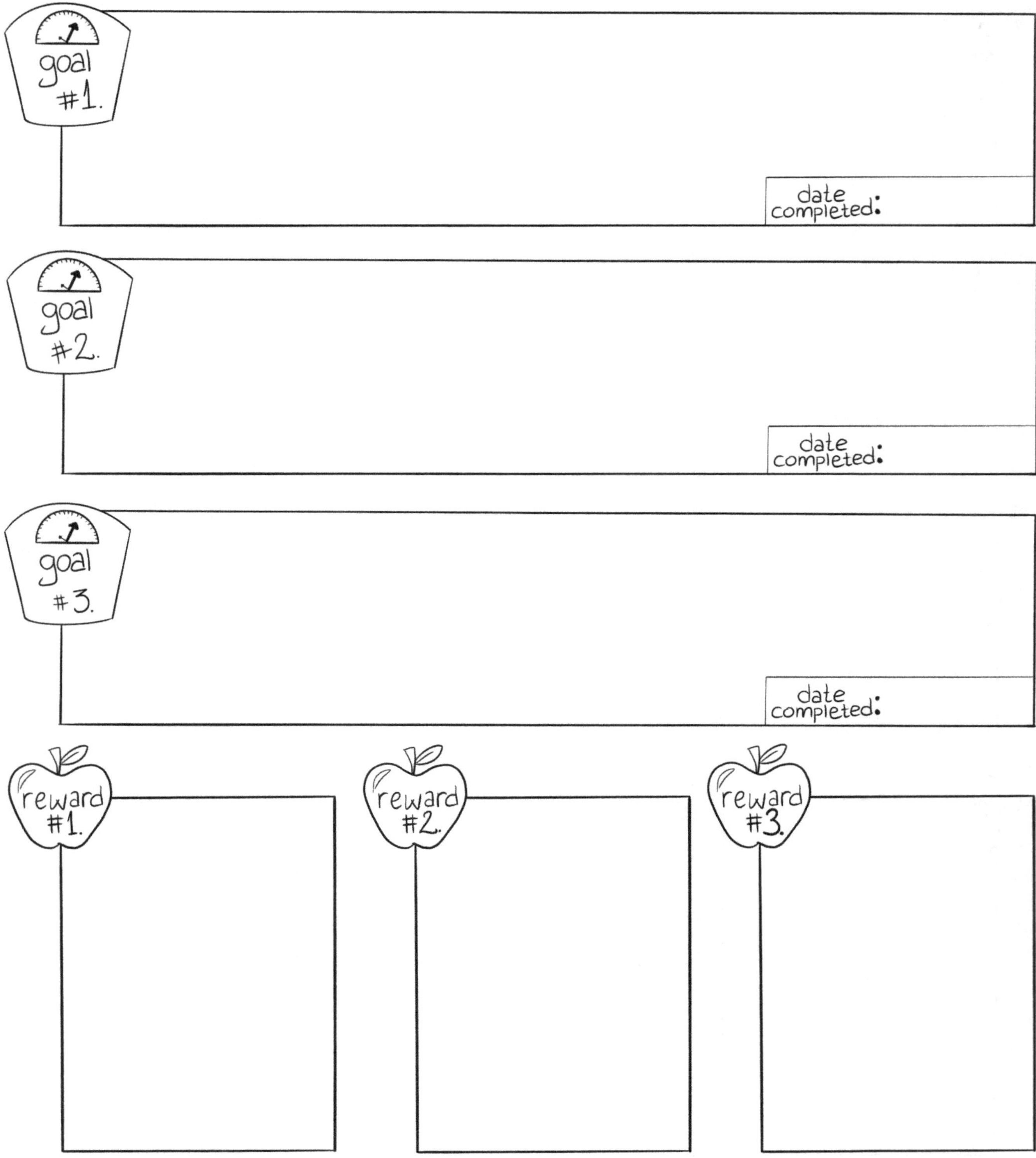

health
and FITNESS goals
goal #1.
date completed:
goal #2.
date completed:
goal #3.
date completed:
reward #1.
reward #2.
reward #3.

health and FITNESS goals

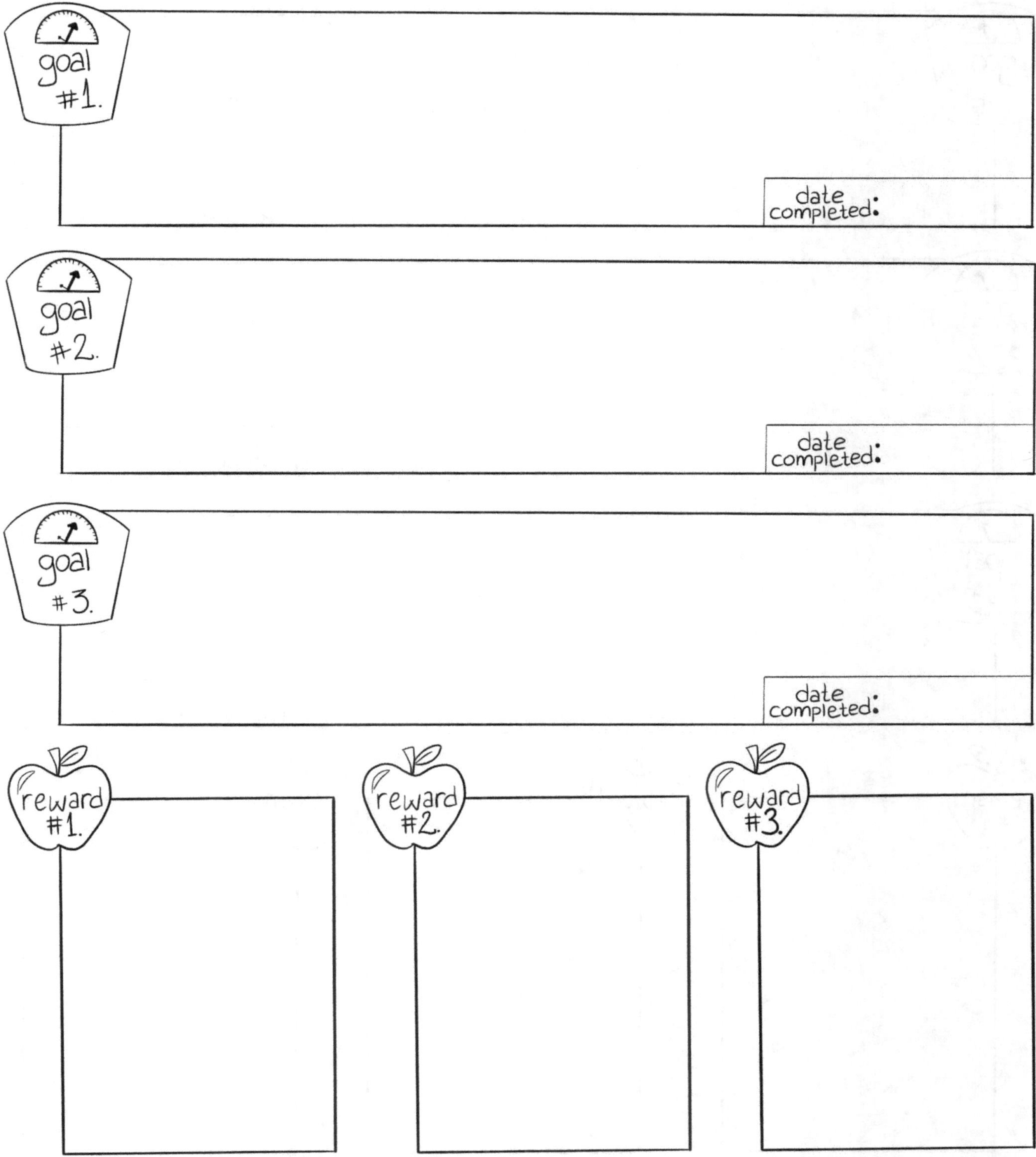

health and FITNESS goals

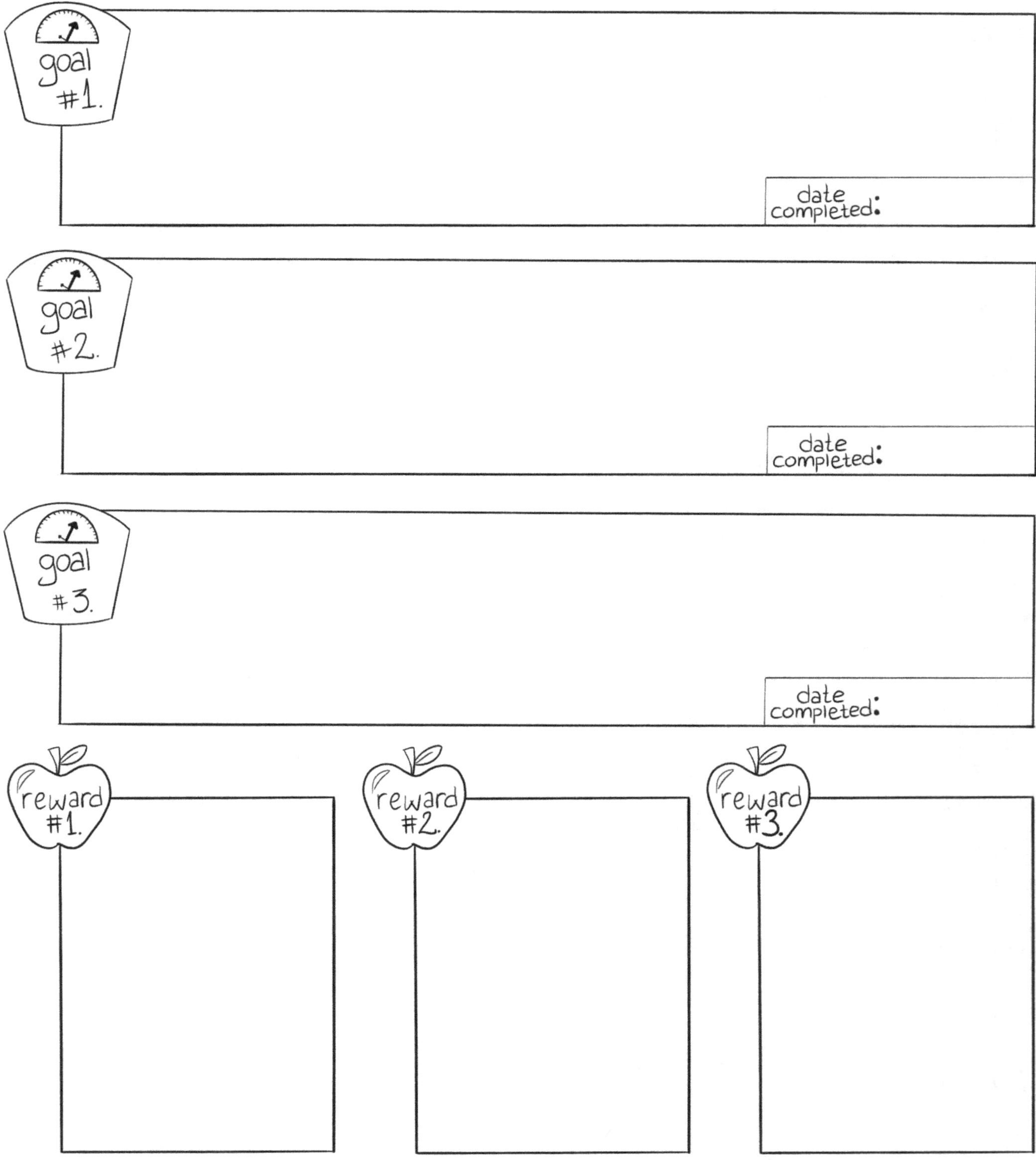

health
and FITNESS goals

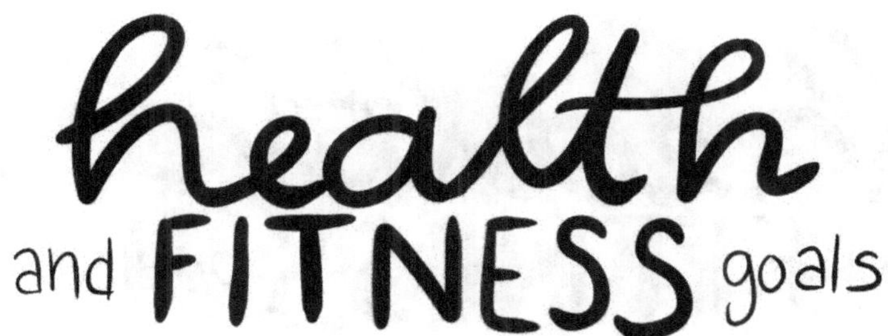

goal #1.

date completed:

goal #2.

date completed:

goal #3.

date completed:

reward #1.

reward #2.

reward #3.

health and FITNESS goals

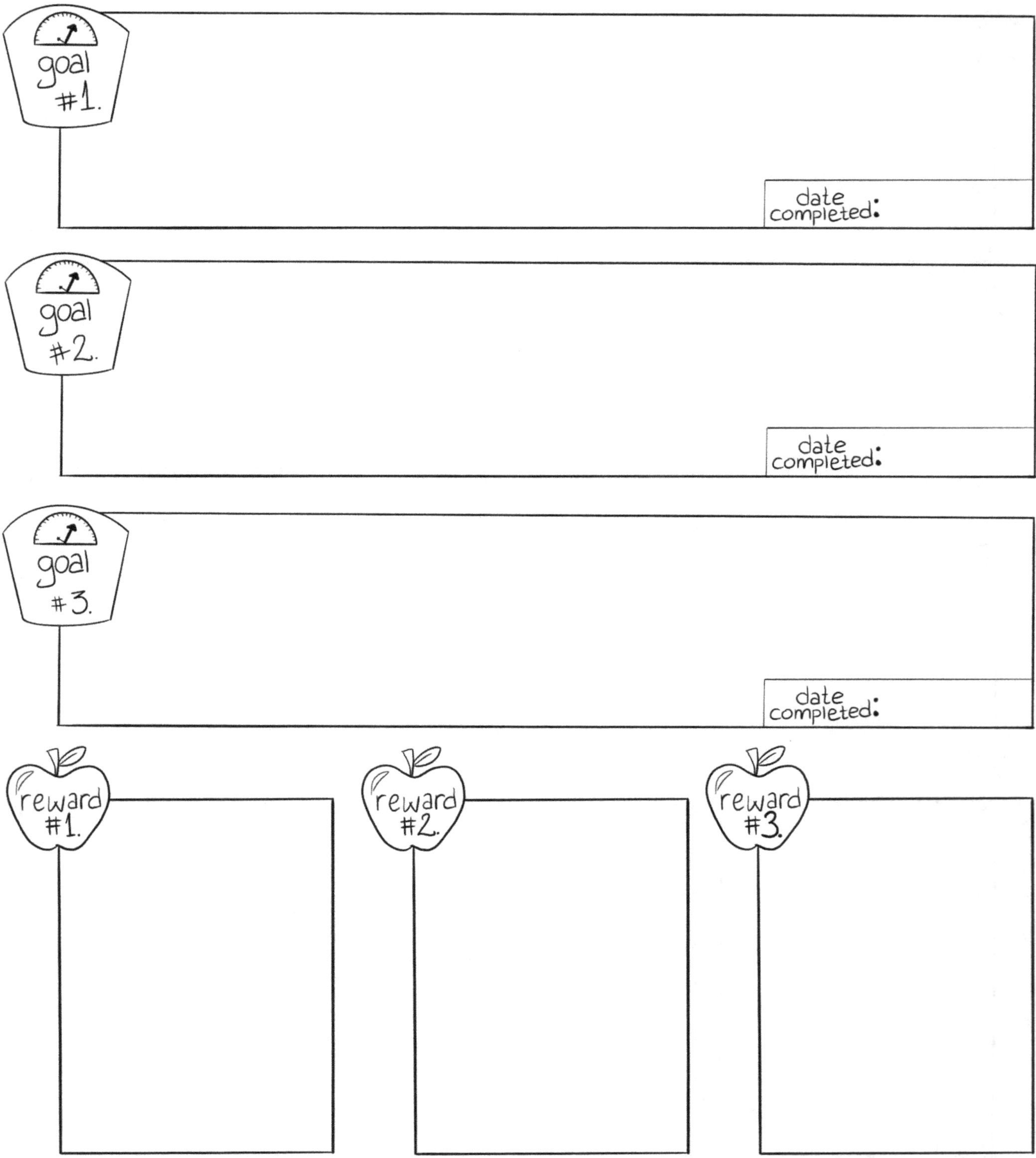

health
and FITNESS goals

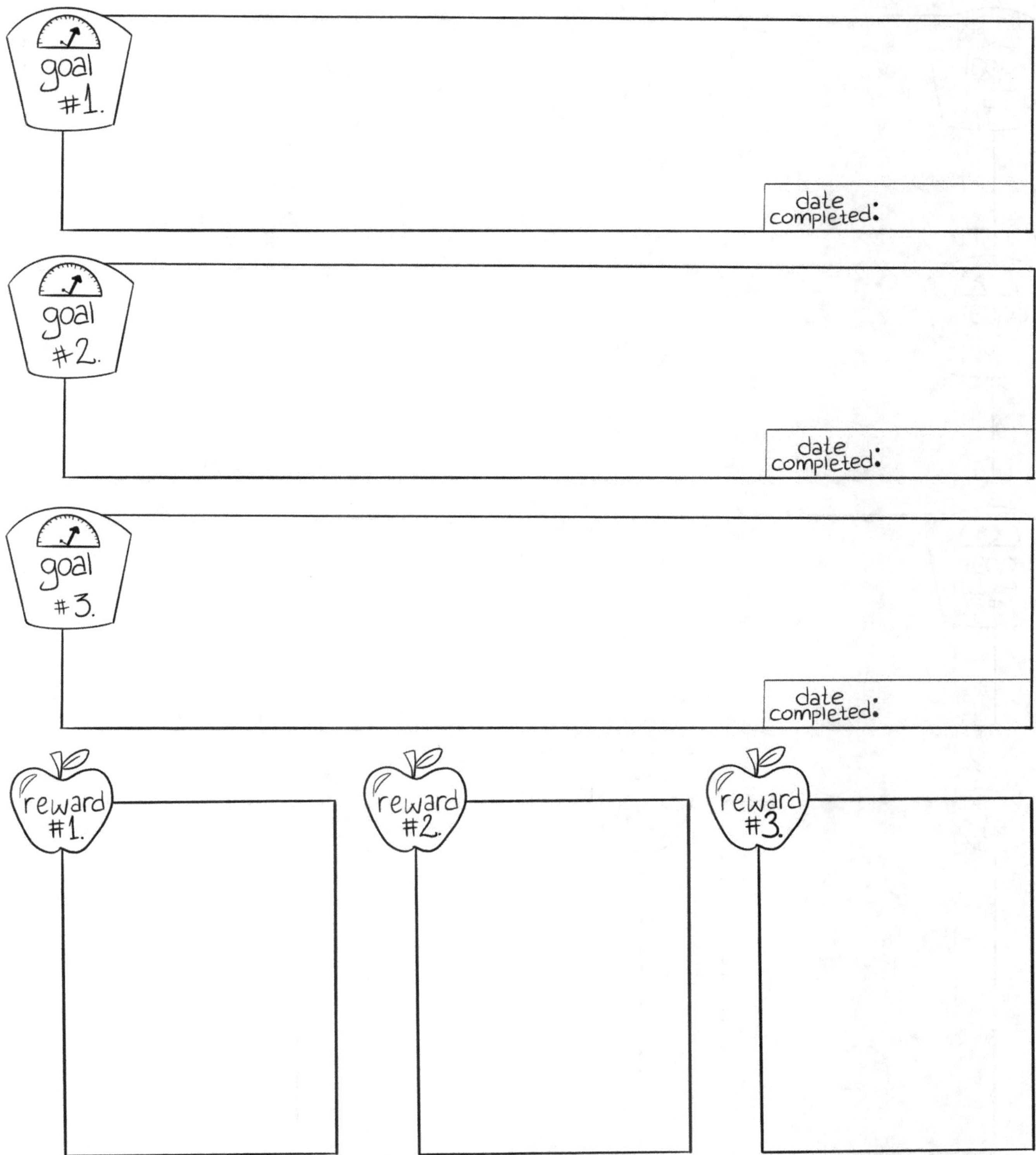

health and FITNESS goals

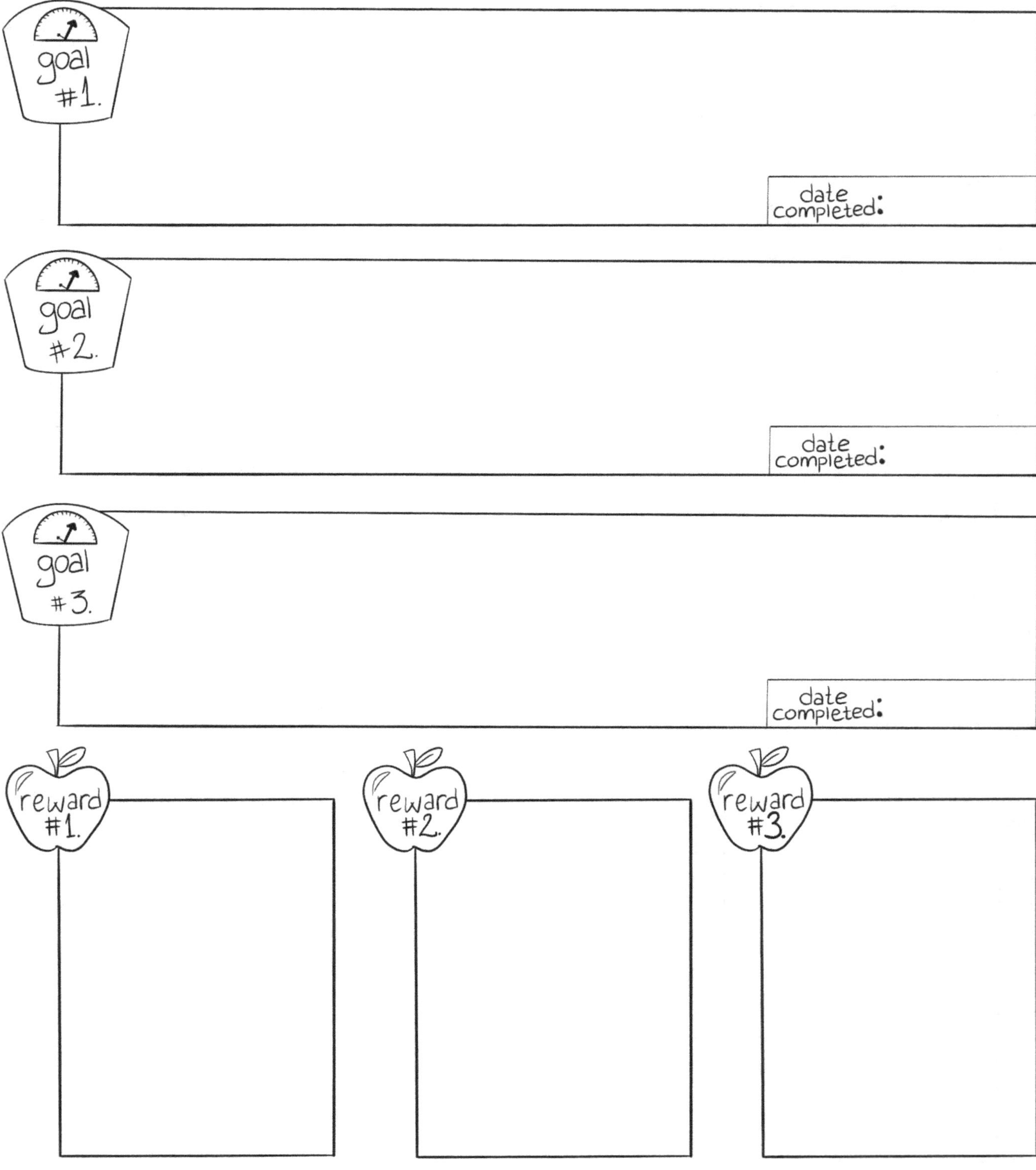

health and FITNESS goals

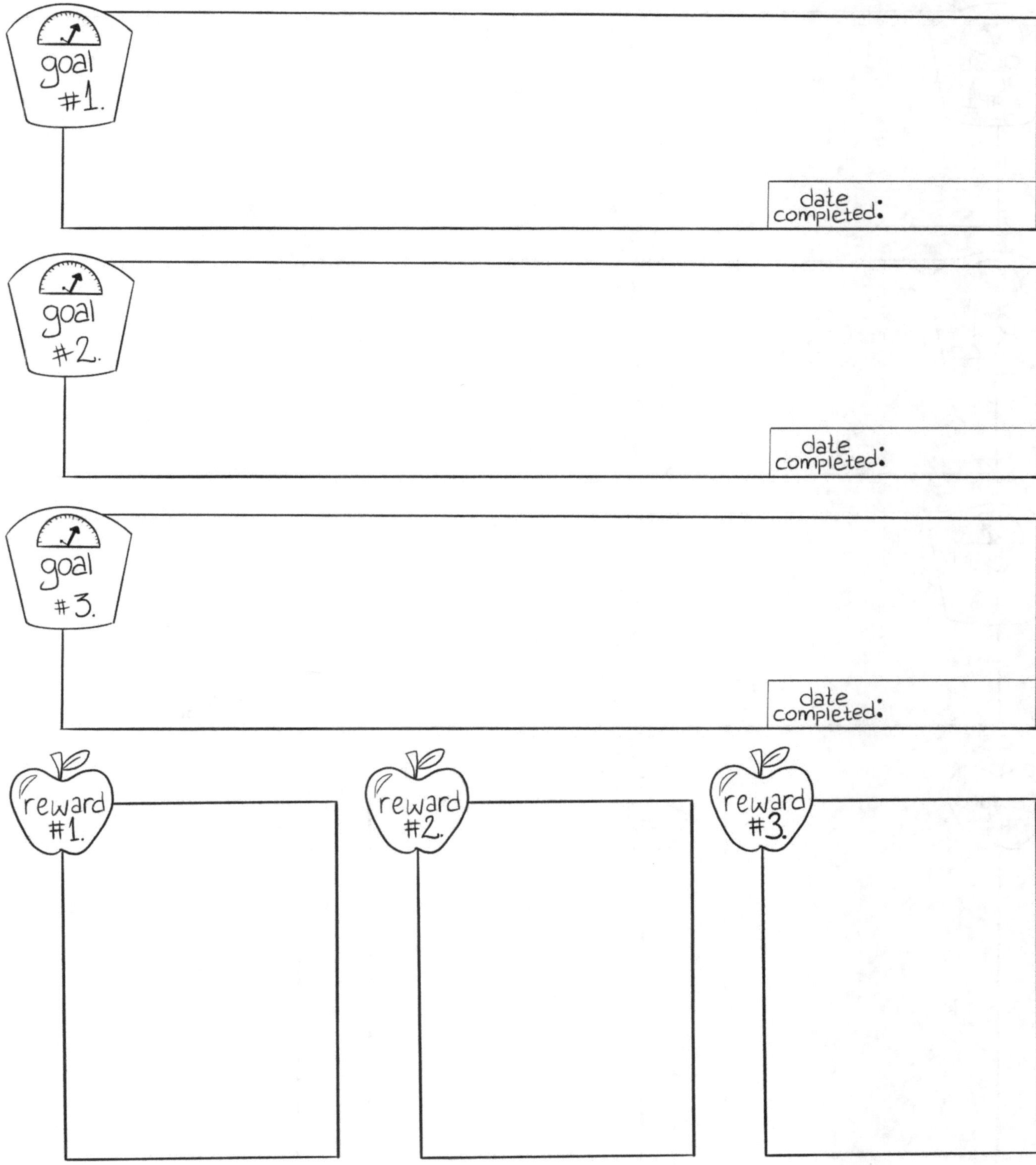

goal #1.

date completed:

goal #2.

date completed:

goal #3.

date completed:

reward #1.

reward #2.

reward #3.

health and FITNESS goals

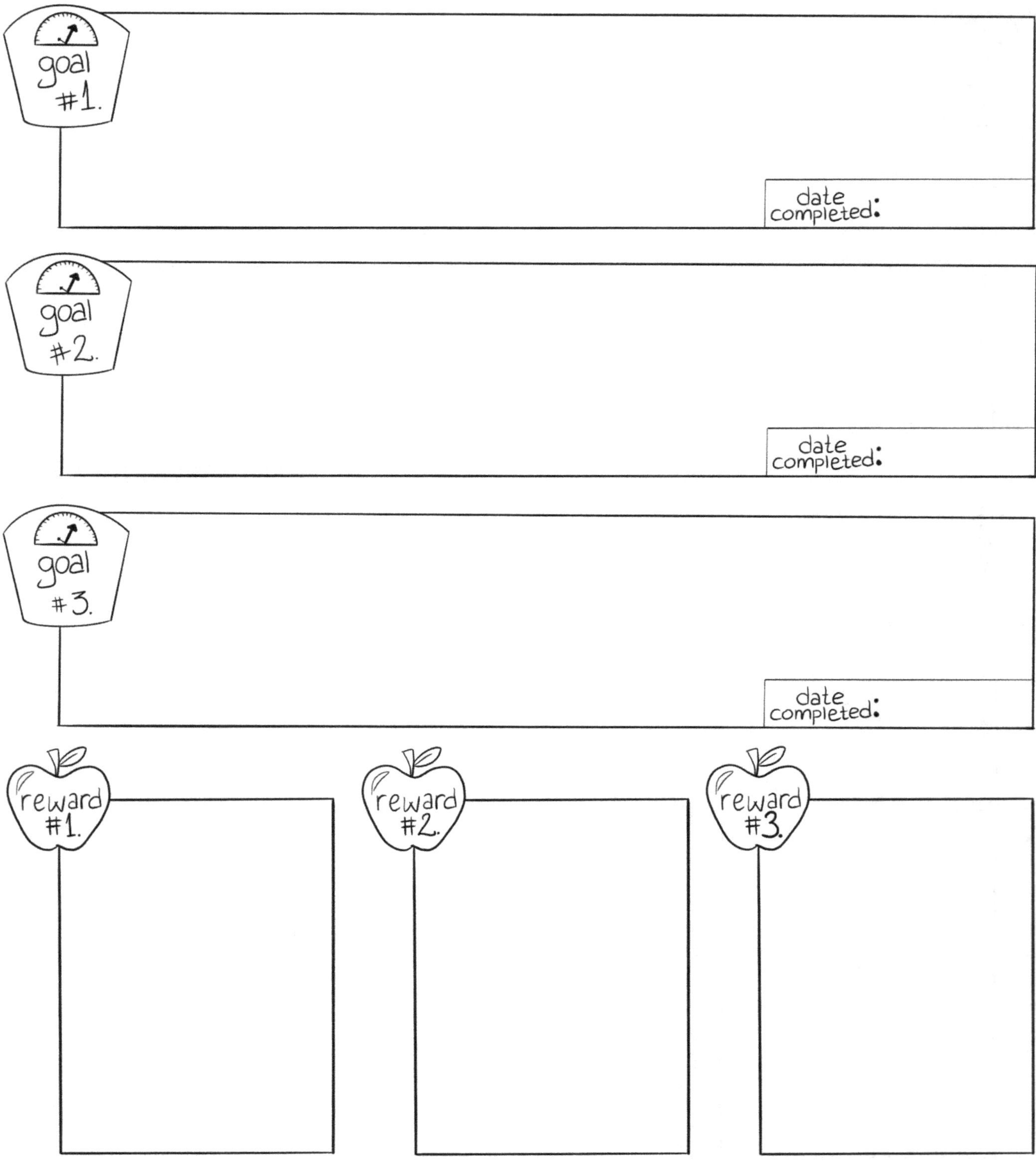

health and FITNESS goals

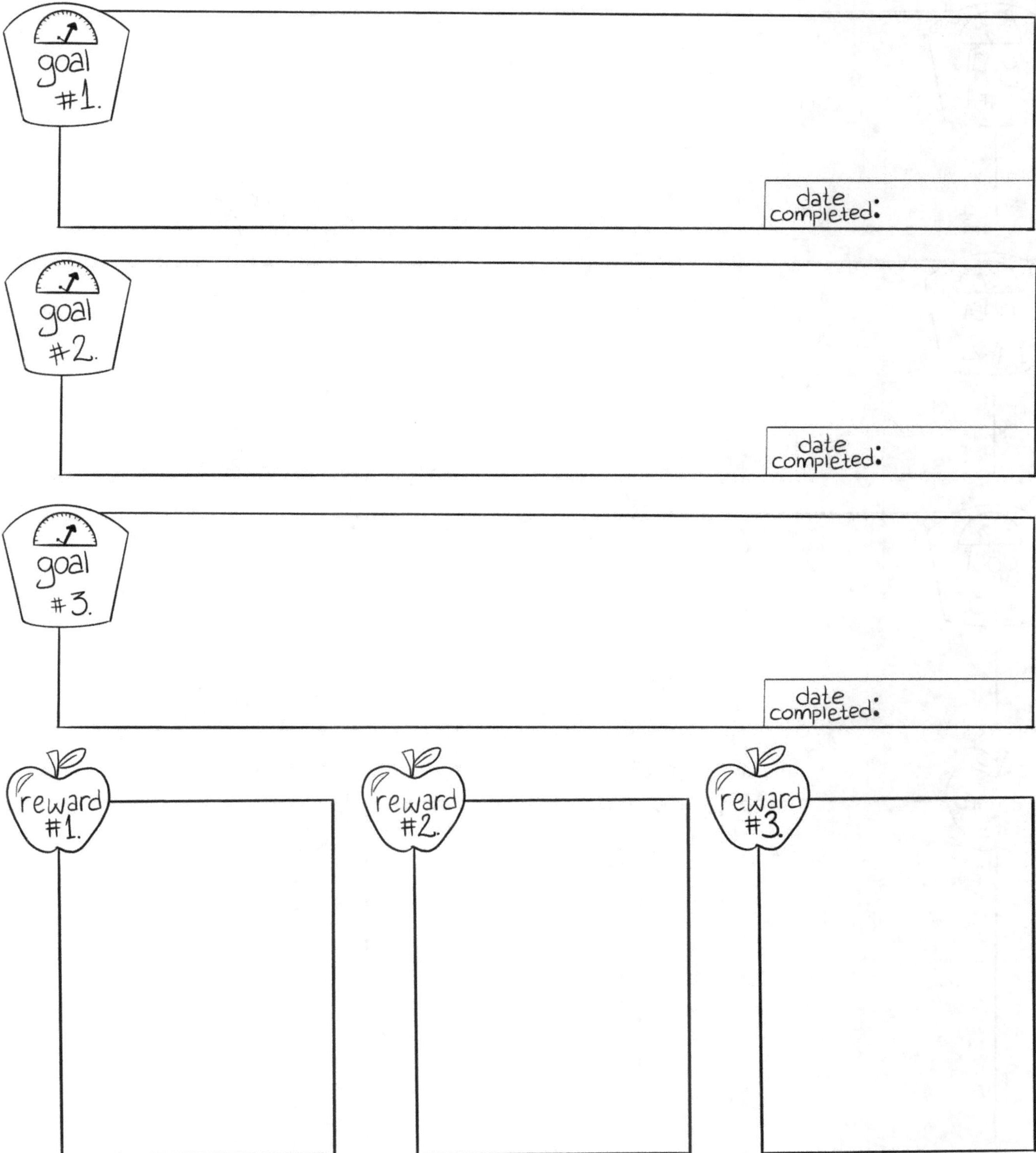

health and FITNESS goals

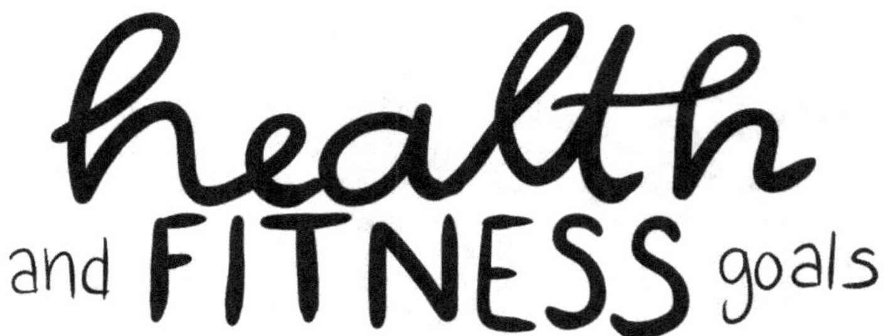

goal #1.

date completed:

goal #2.

date completed:

goal #3.

date completed:

reward #1.

reward #2.

reward #3.

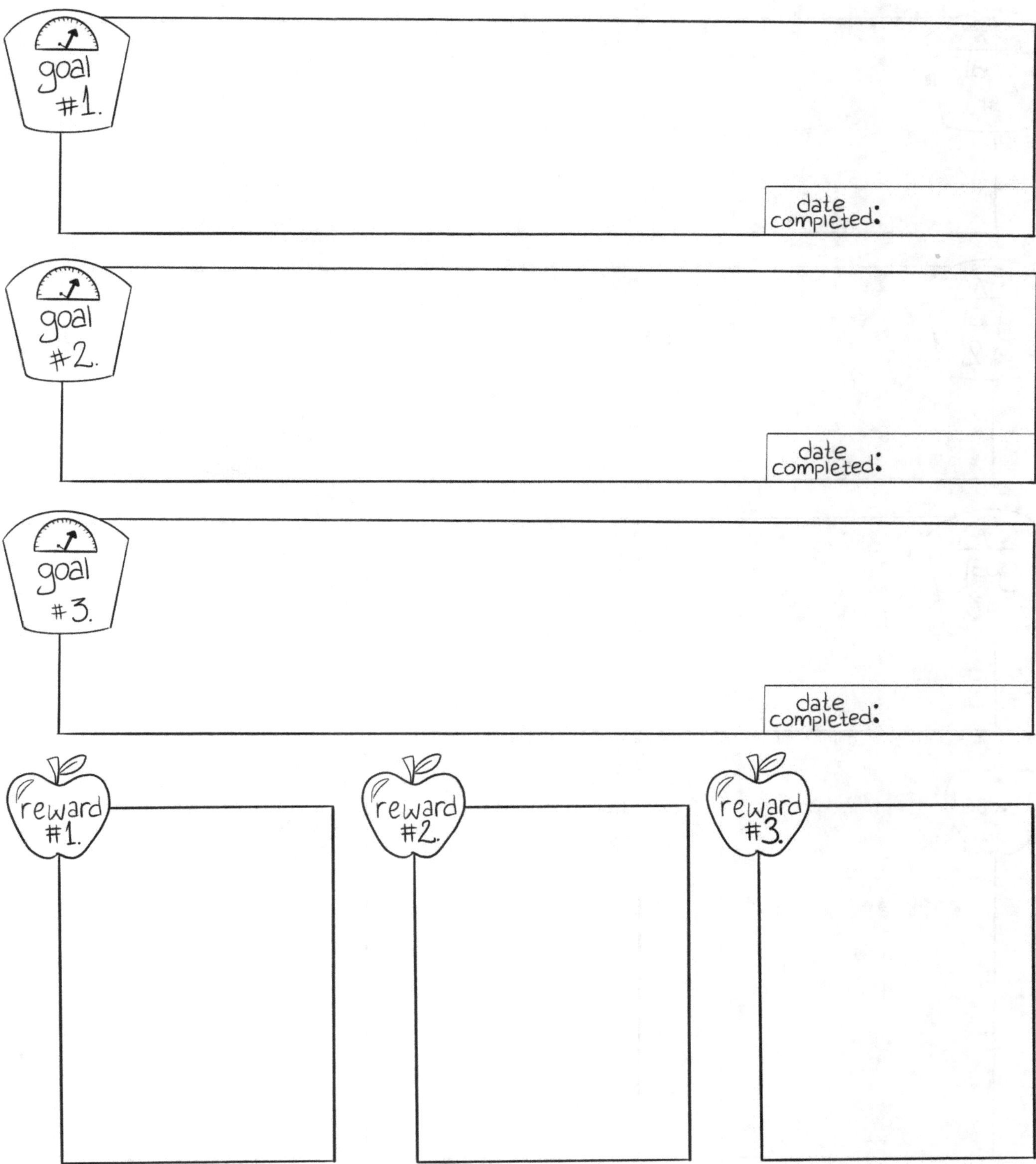

health
and FITNESS goals
goal #1.
date completed:
goal #2.
date completed:
goal #3.
date completed:
reward #1.
reward #2.
reward #3.

health and FITNESS goals

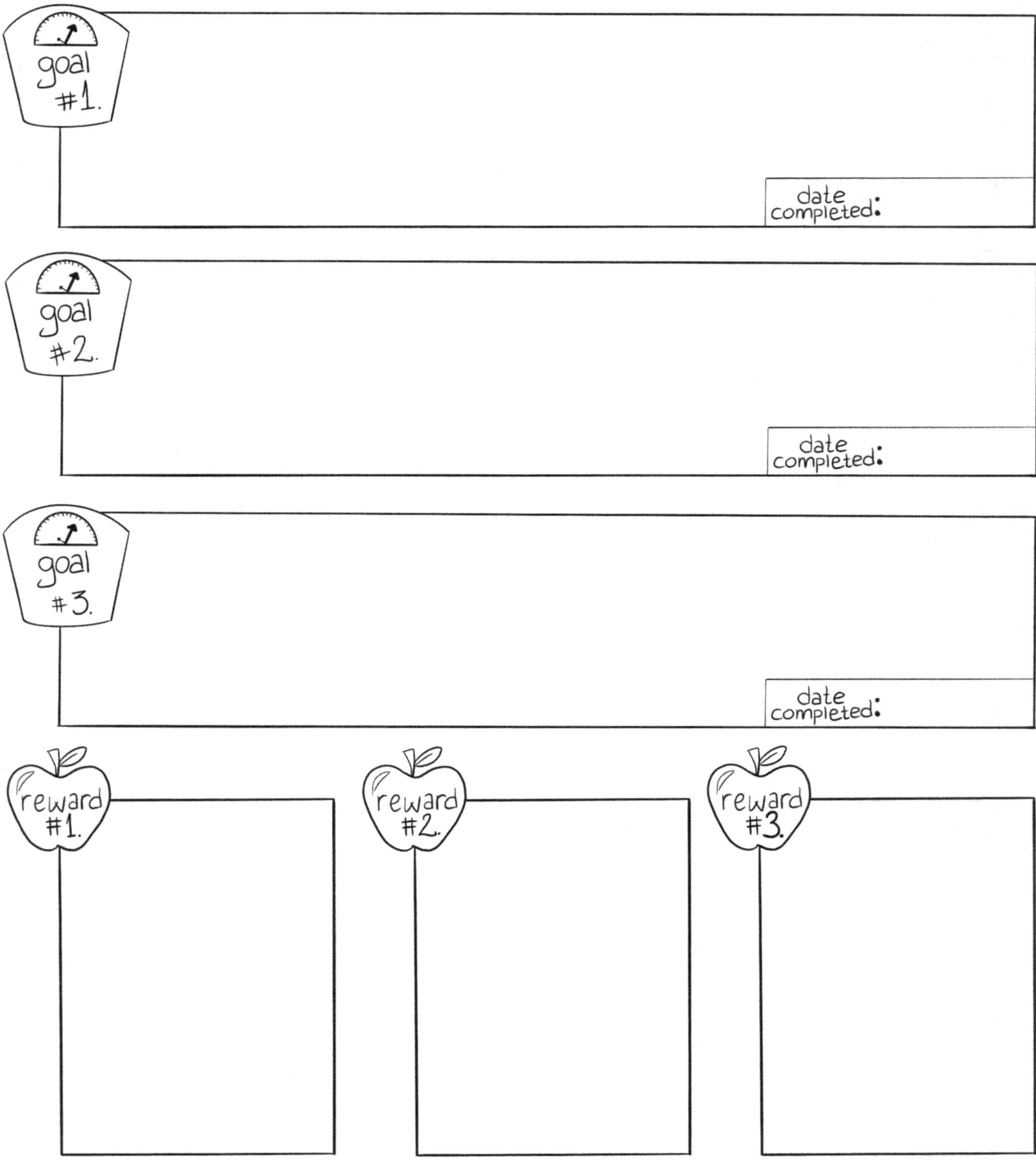

health
and FITNESS goals

goal #1.

date completed:

goal #2.

date completed:

goal #3.

date completed:

reward #1.

reward #2.

reward #3.

health and FITNESS goals

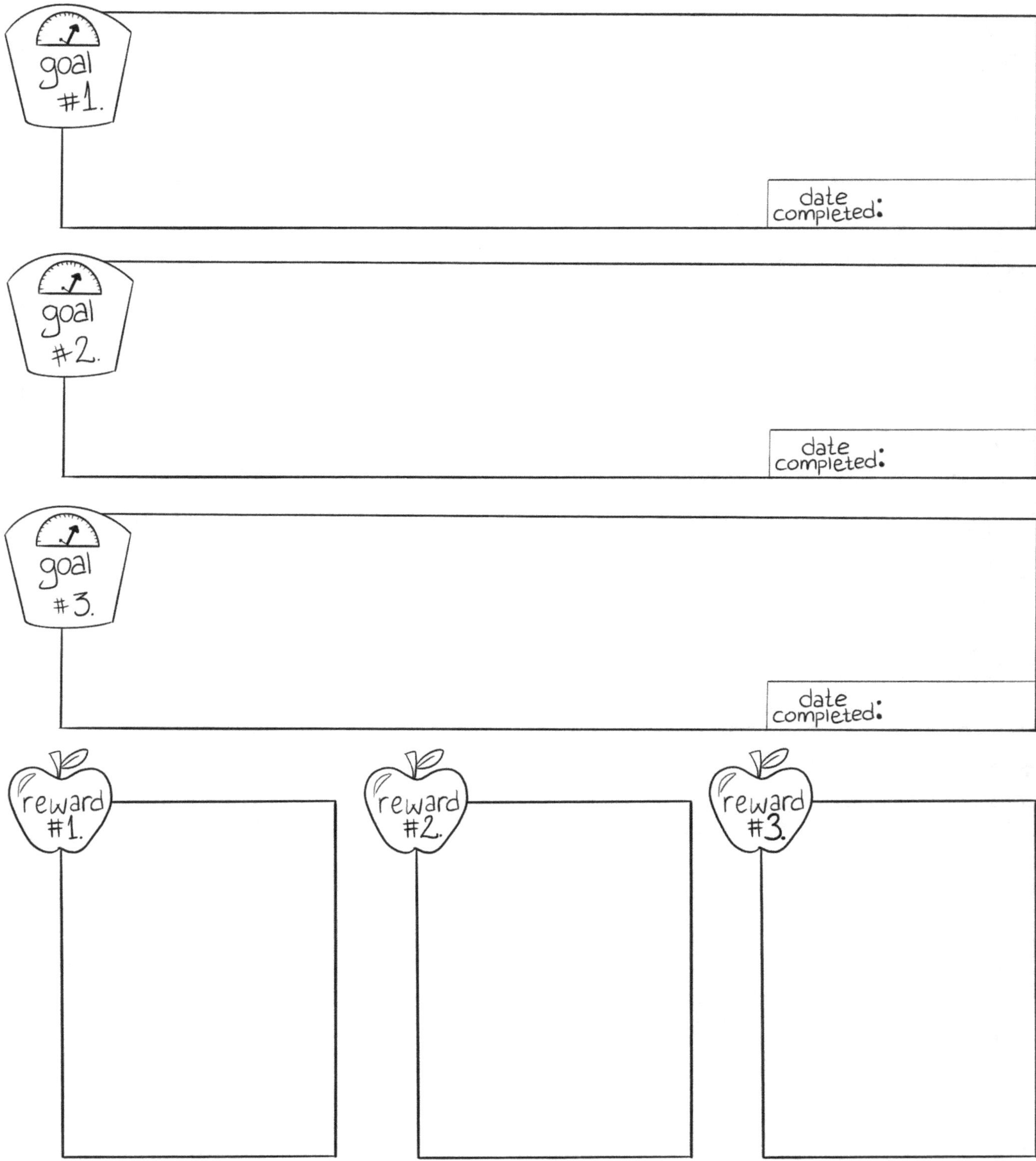

health and FITNESS goals

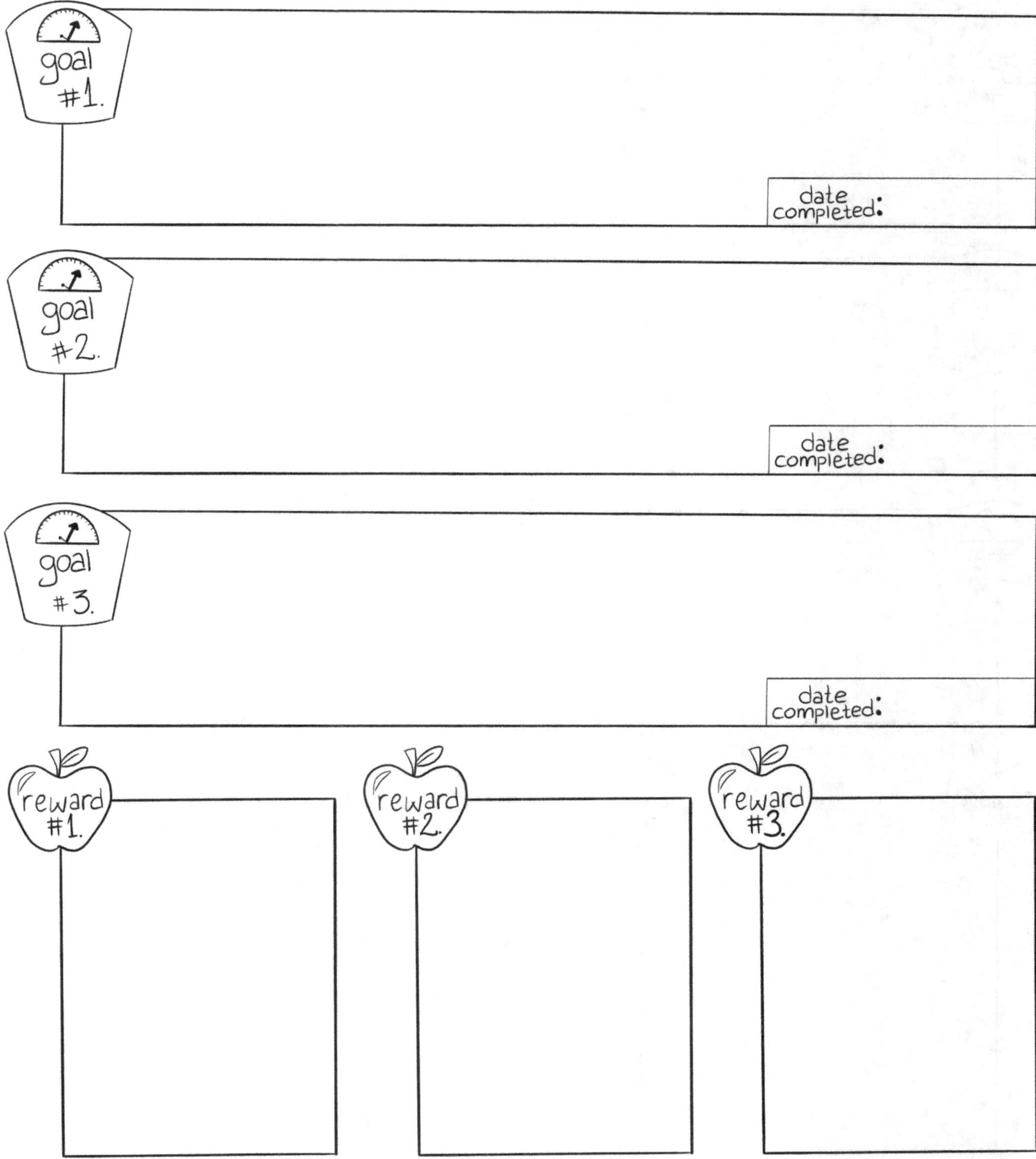

health
and FITNESS goals

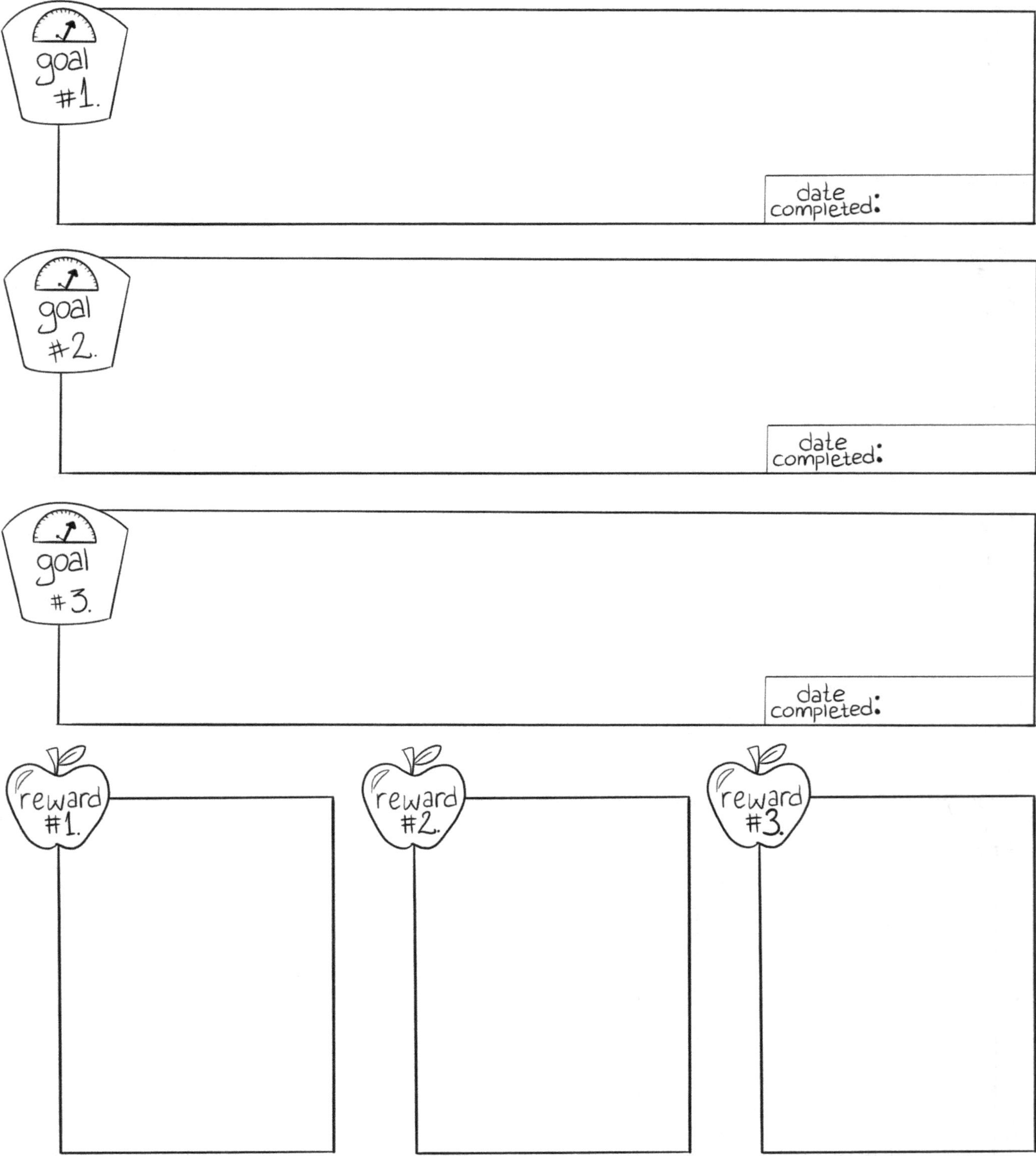

health
and FITNESS goals

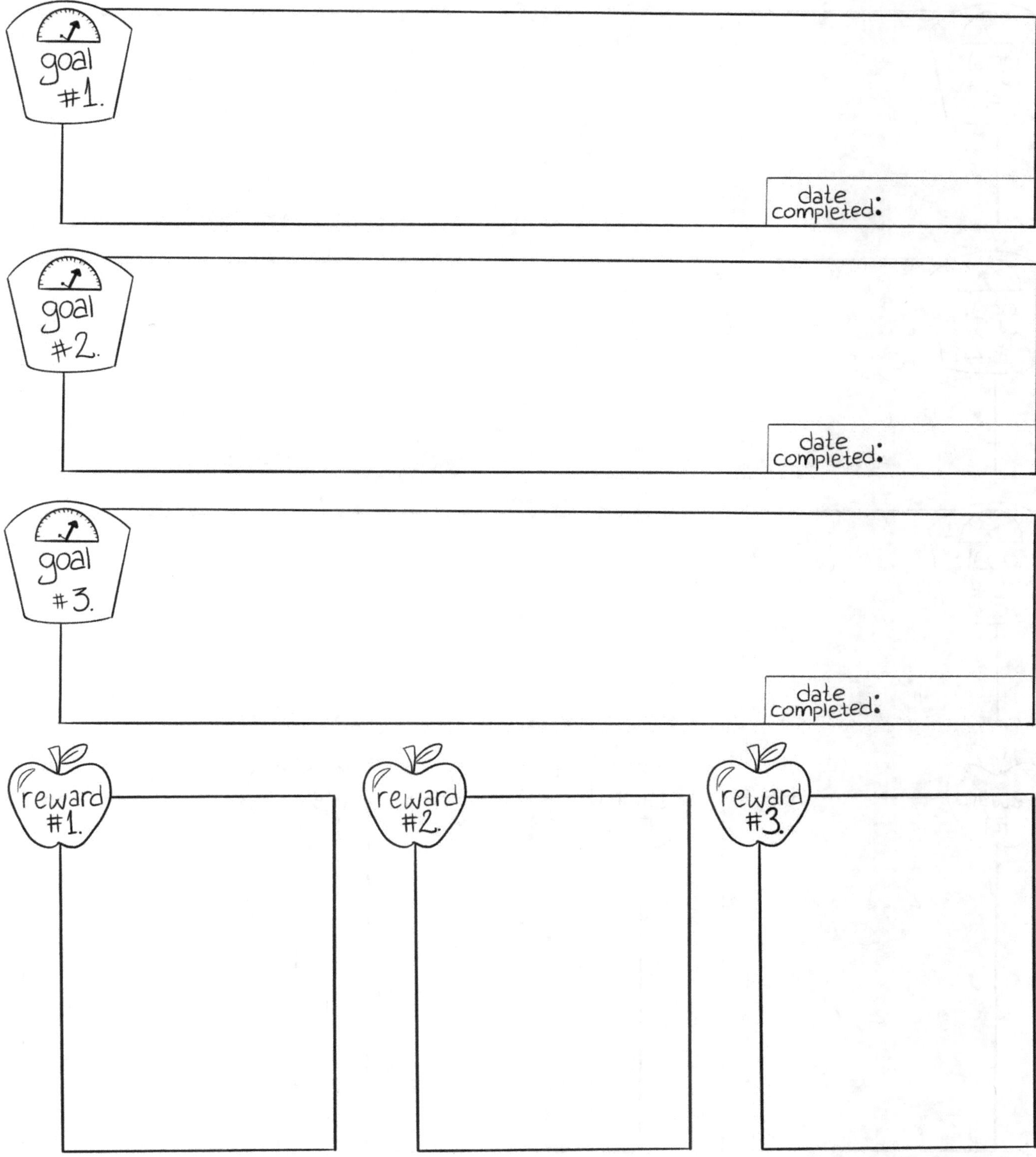

health and FITNESS goals

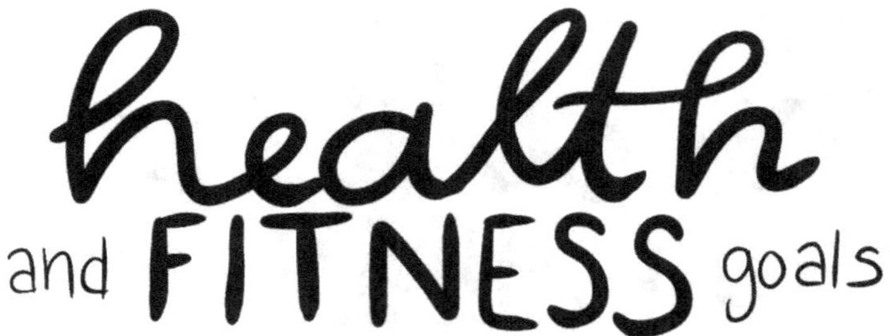

goal #1.

date completed:

goal #2.

date completed:

goal #3.

date completed:

reward #1.

reward #2.

reward #3.

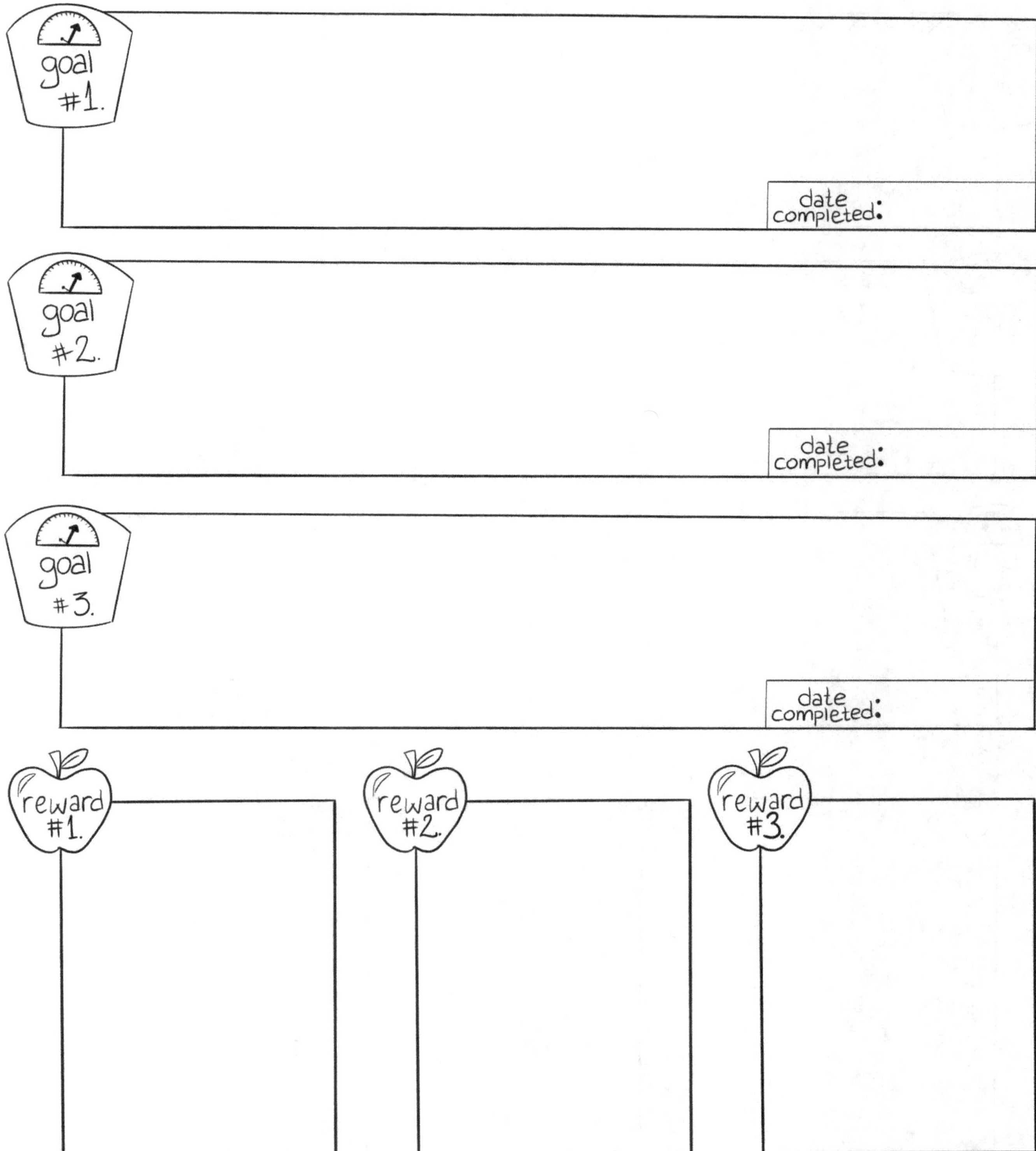

health and FITNESS goals

health and FITNESS goals

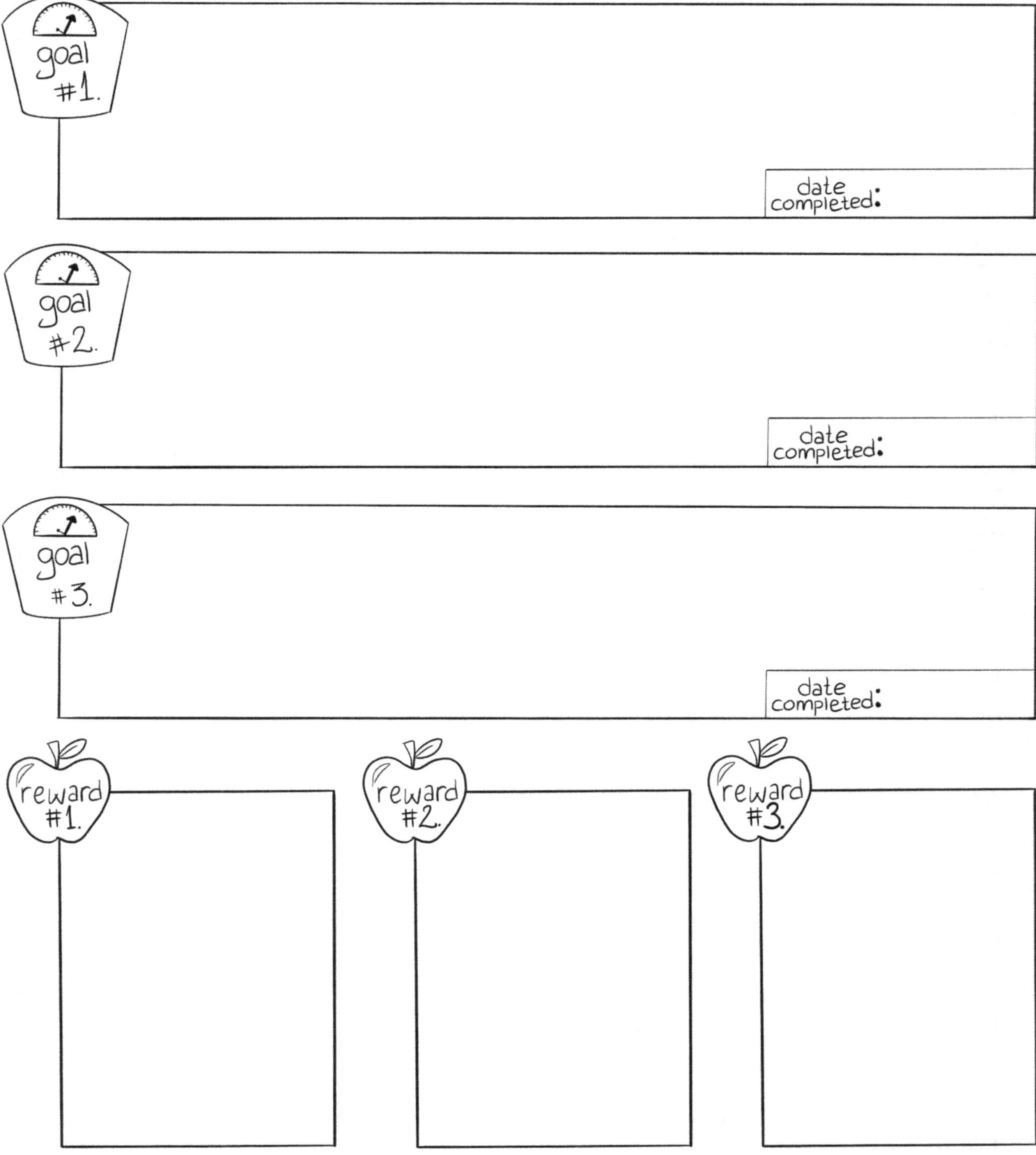

health
and FITNESS goals

goal
#1.

date
completed:

goal
#2.

date
completed:

goal
#3.

date
completed:

reward
#1.

reward
#2.

reward
#3.

health
and FITNESS goals

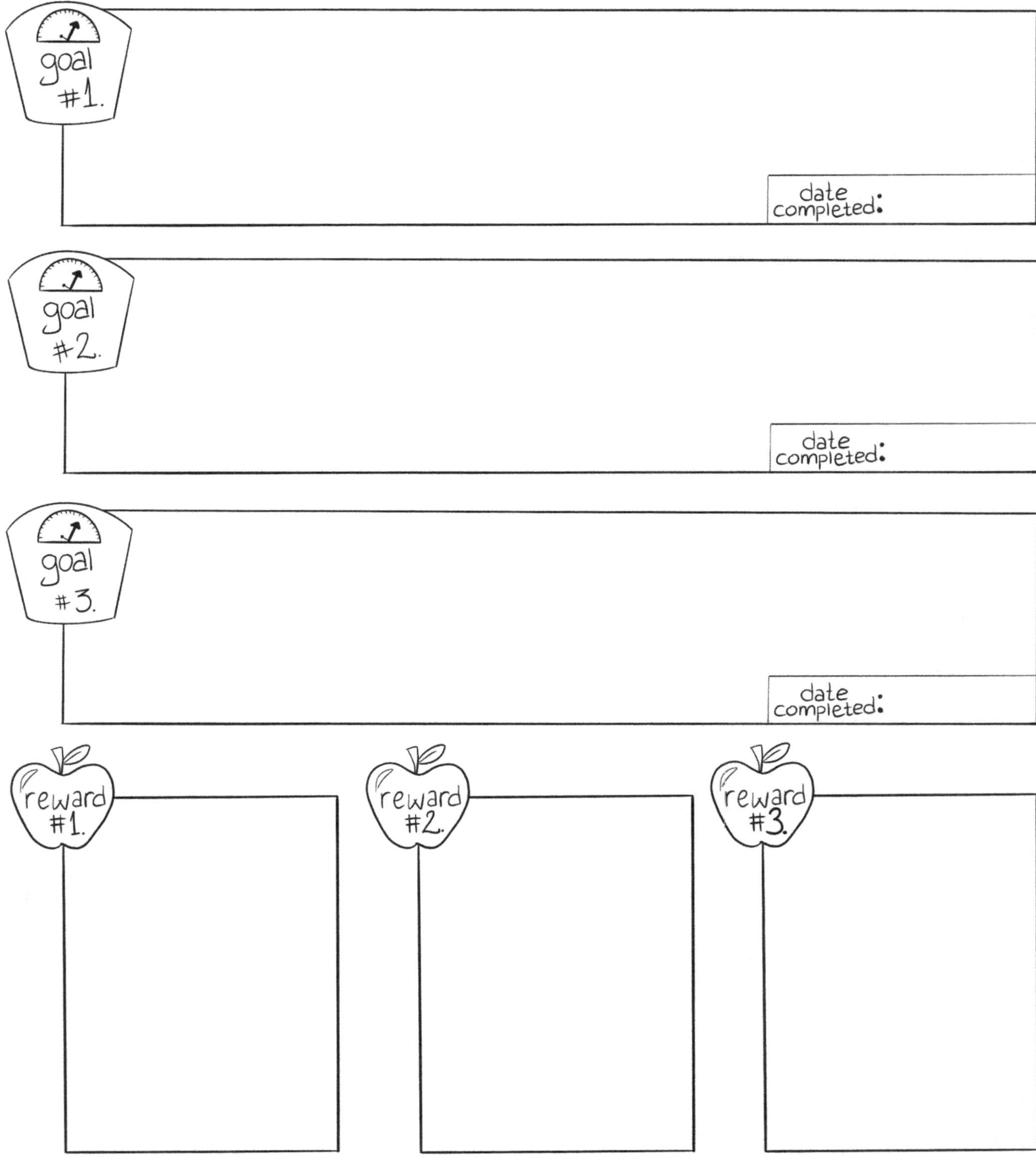

health
and FITNESS goals

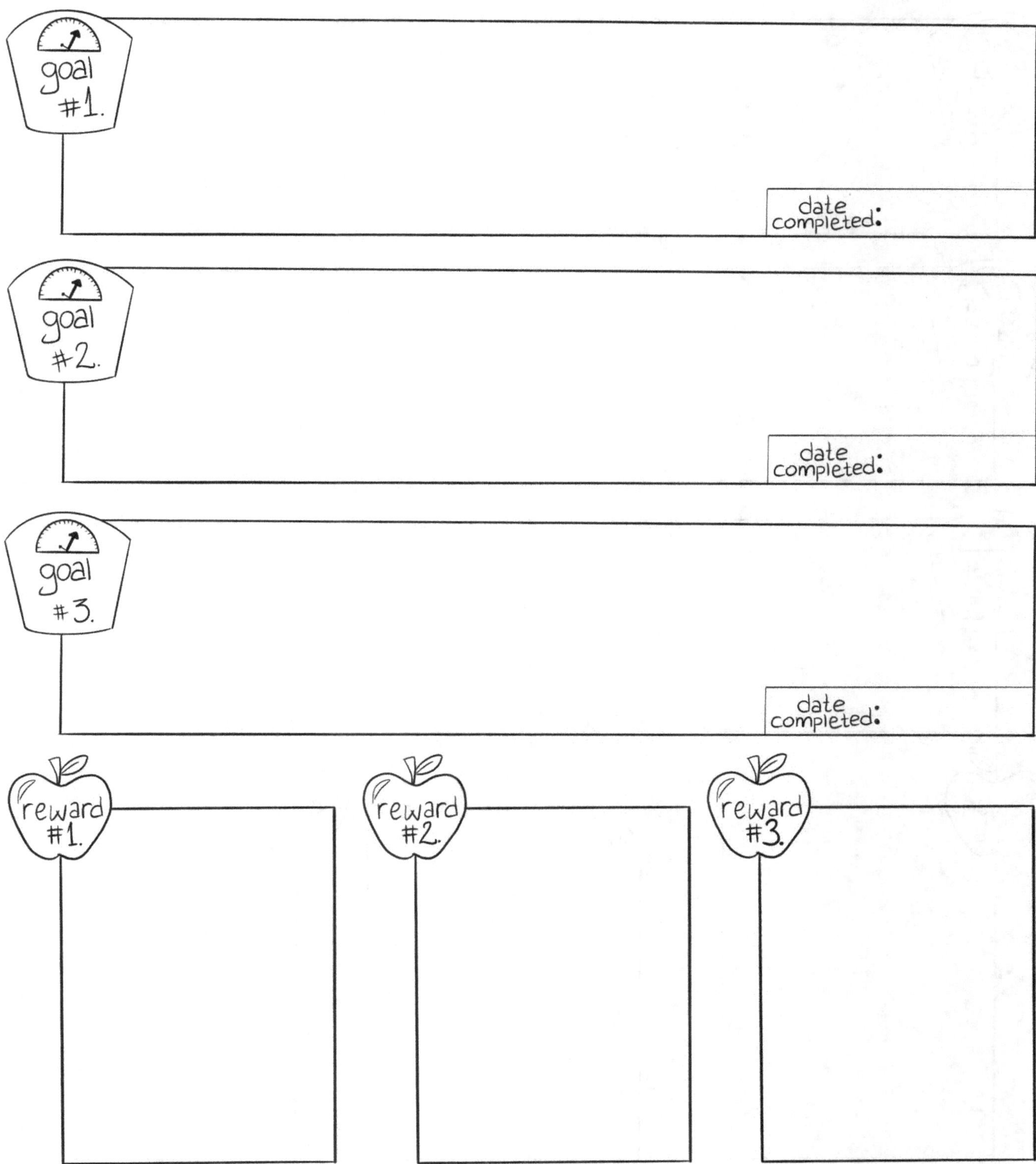

health and FITNESS goals

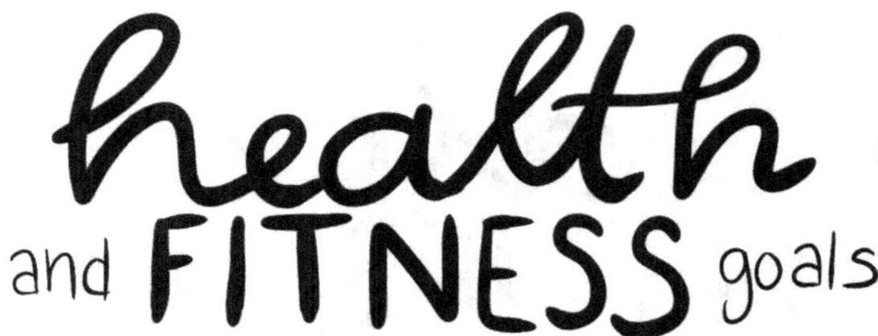

goal #1.

date completed:

goal #2.

date completed:

goal #3.

date completed:

reward #1.

reward #2.

reward #3.

health
and FITNESS goals

goal #1.

date completed:

goal #2.

date completed:

goal #3.

date completed:

reward #1.

reward #2.

reward #3.

health and FITNESS goals

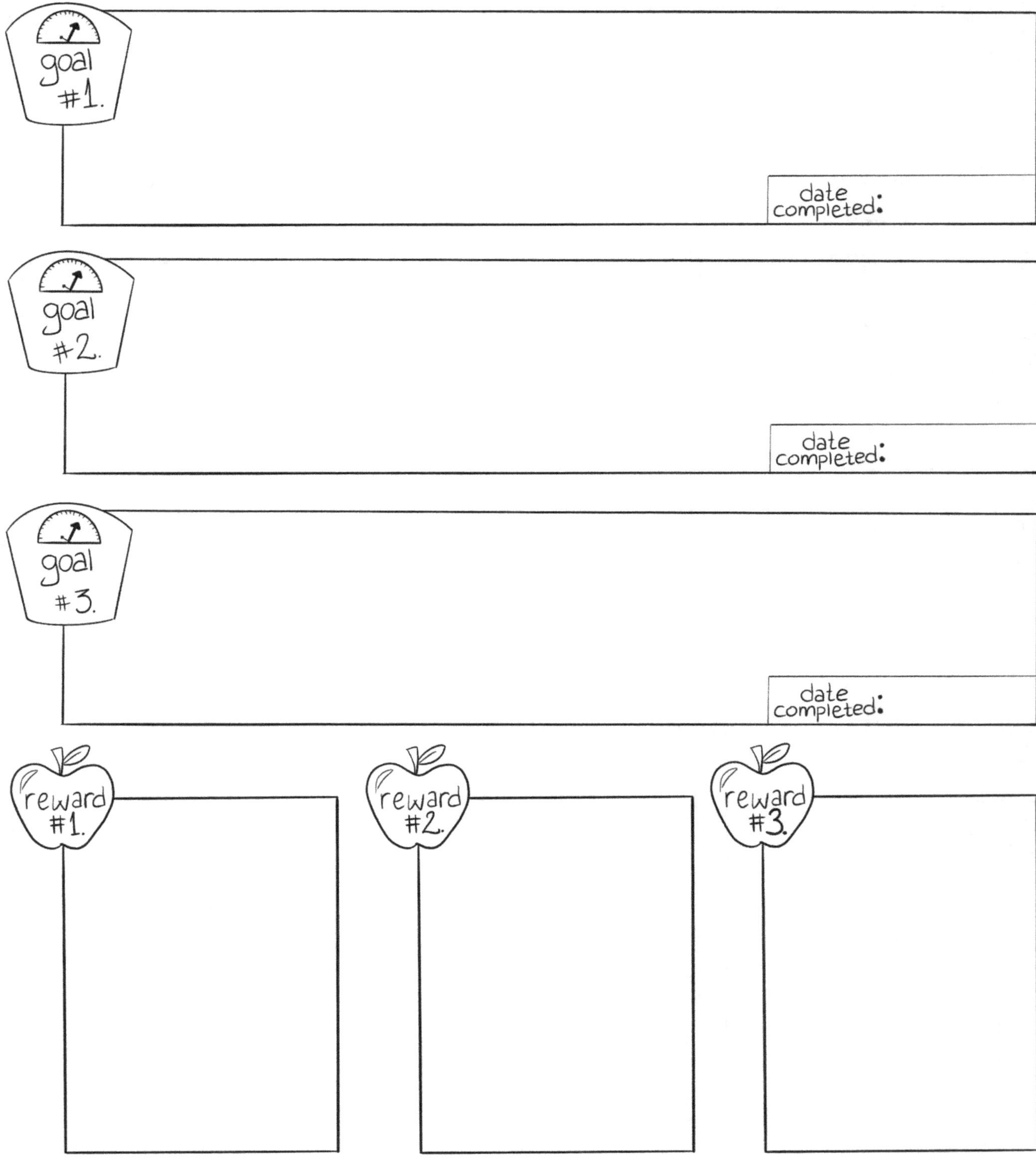

health
and FITNESS goals

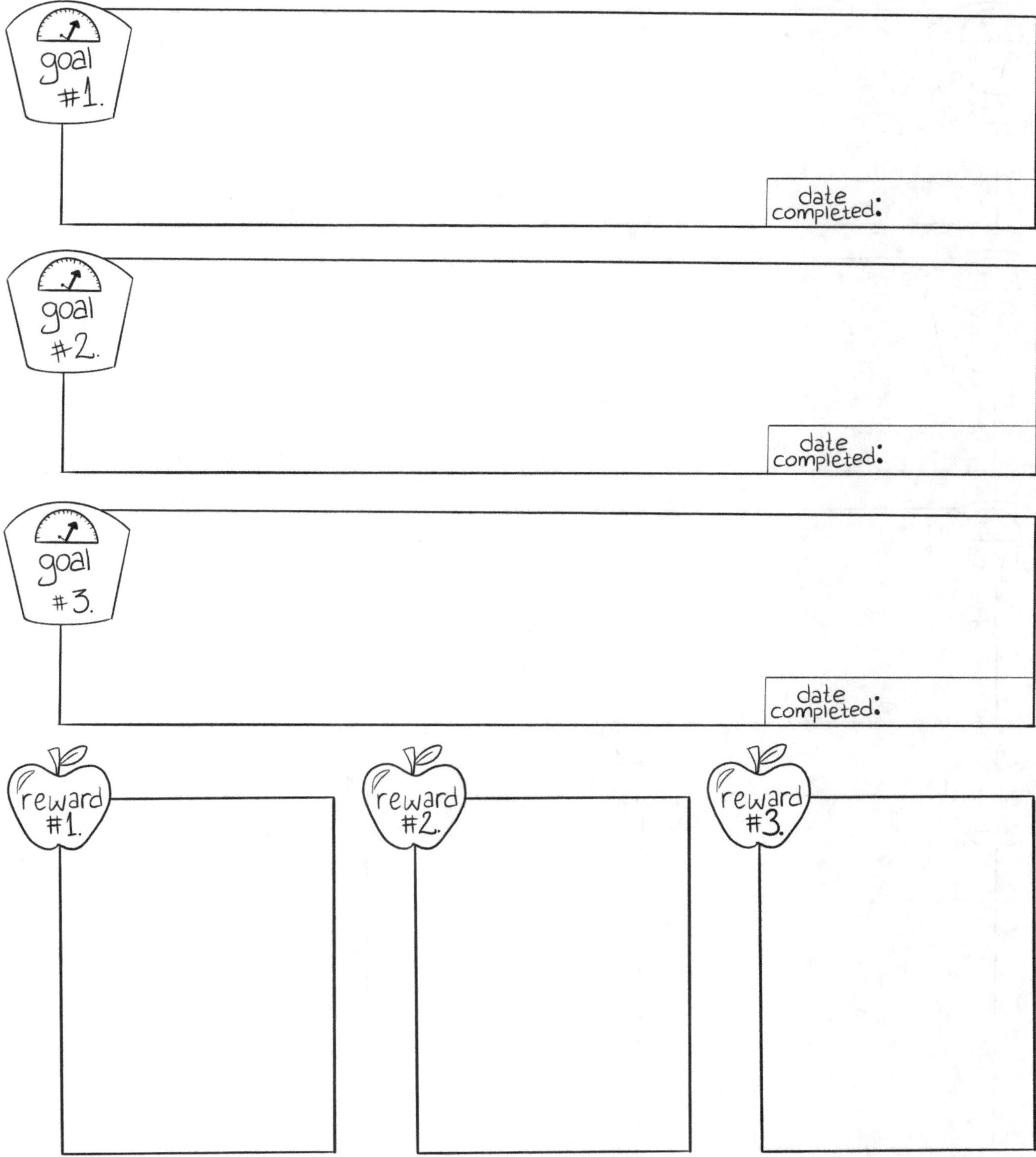

health
and FITNESS goals

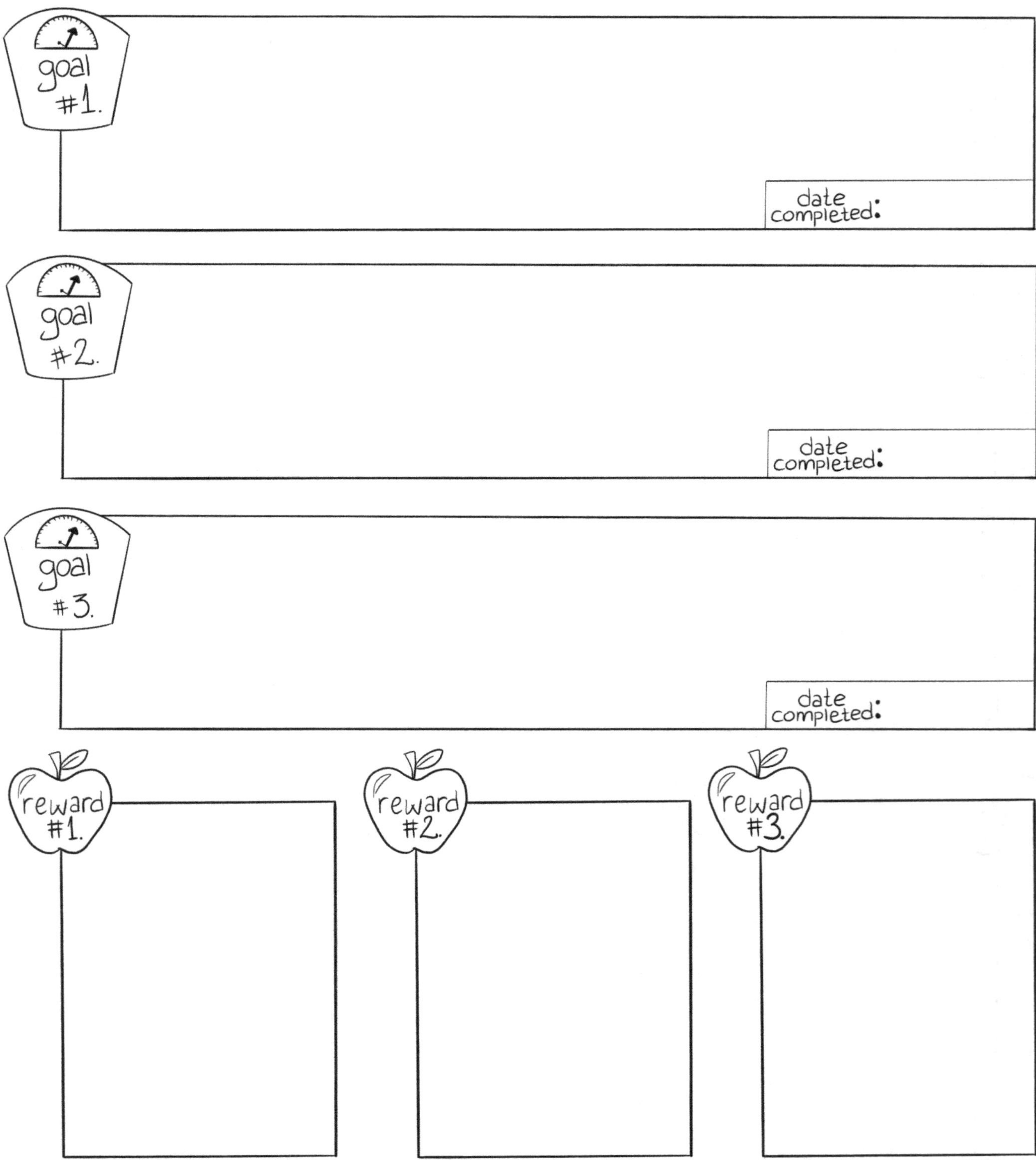

health
and FITNESS goals

goal #1.

date completed:

goal #2.

date completed:

goal #3.

date completed:

reward #1.

reward #2.

reward #3.

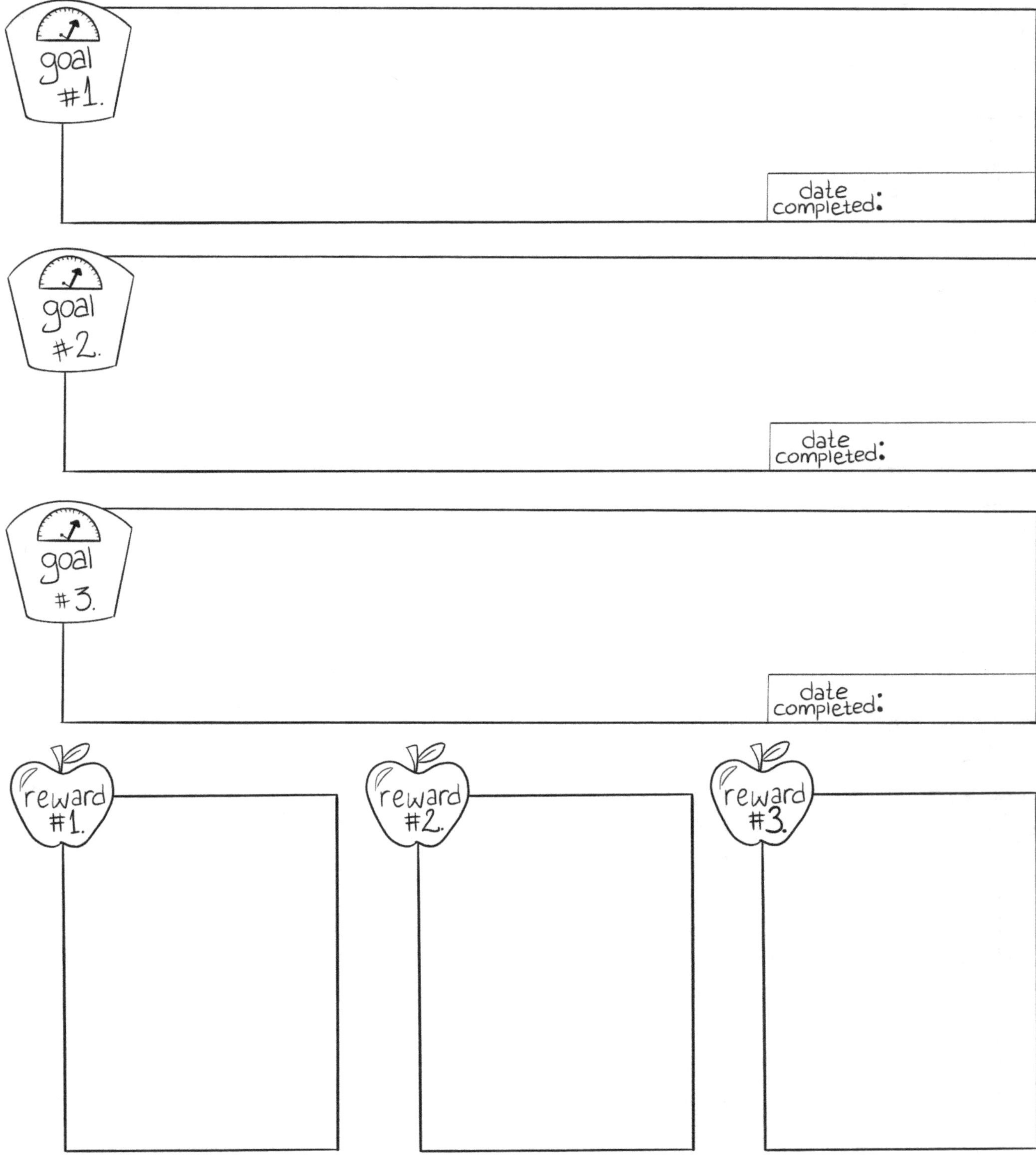

health
and FITNESS goals

goal
#1.

date
completed:

goal
#2.

date
completed:

goal
#3.

date
completed:

reward
#1.

reward
#2.

reward
#3.

health
and FITNESS goals

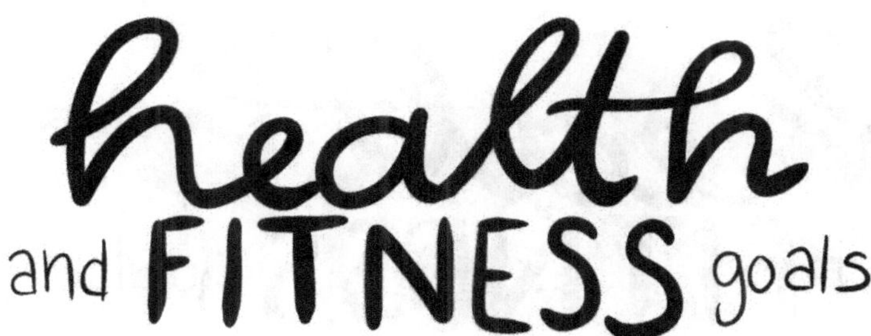

goal #1.

date completed:

goal #2.

date completed:

goal #3.

date completed:

reward #1.

reward #2.

reward #3.

health
and FITNESS goals

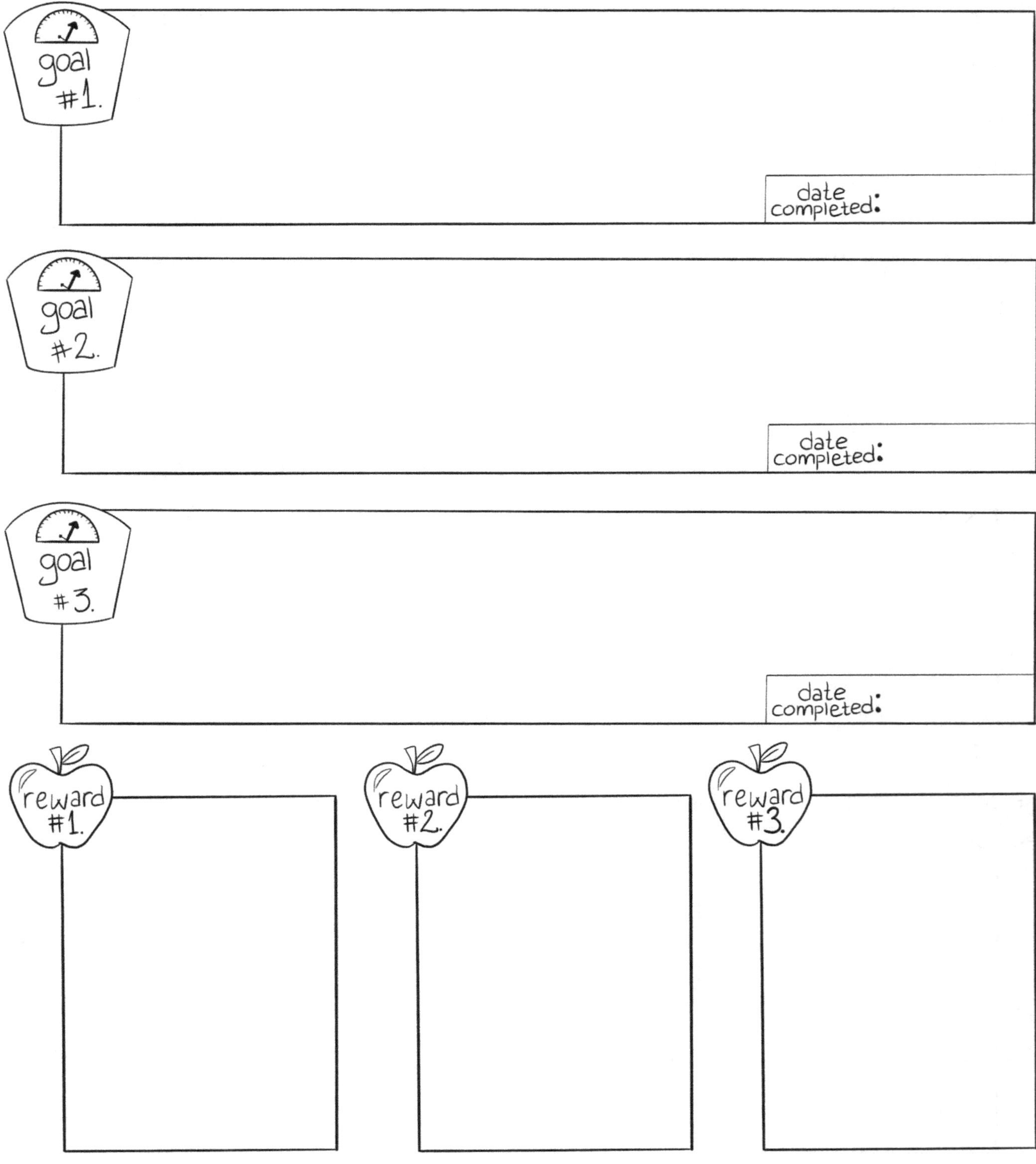

health
and FITNESS goals

goal #1.

date completed:

goal #2.

date completed:

goal #3.

date completed:

reward #1.

reward #2.

reward #3.

health and FITNESS goals

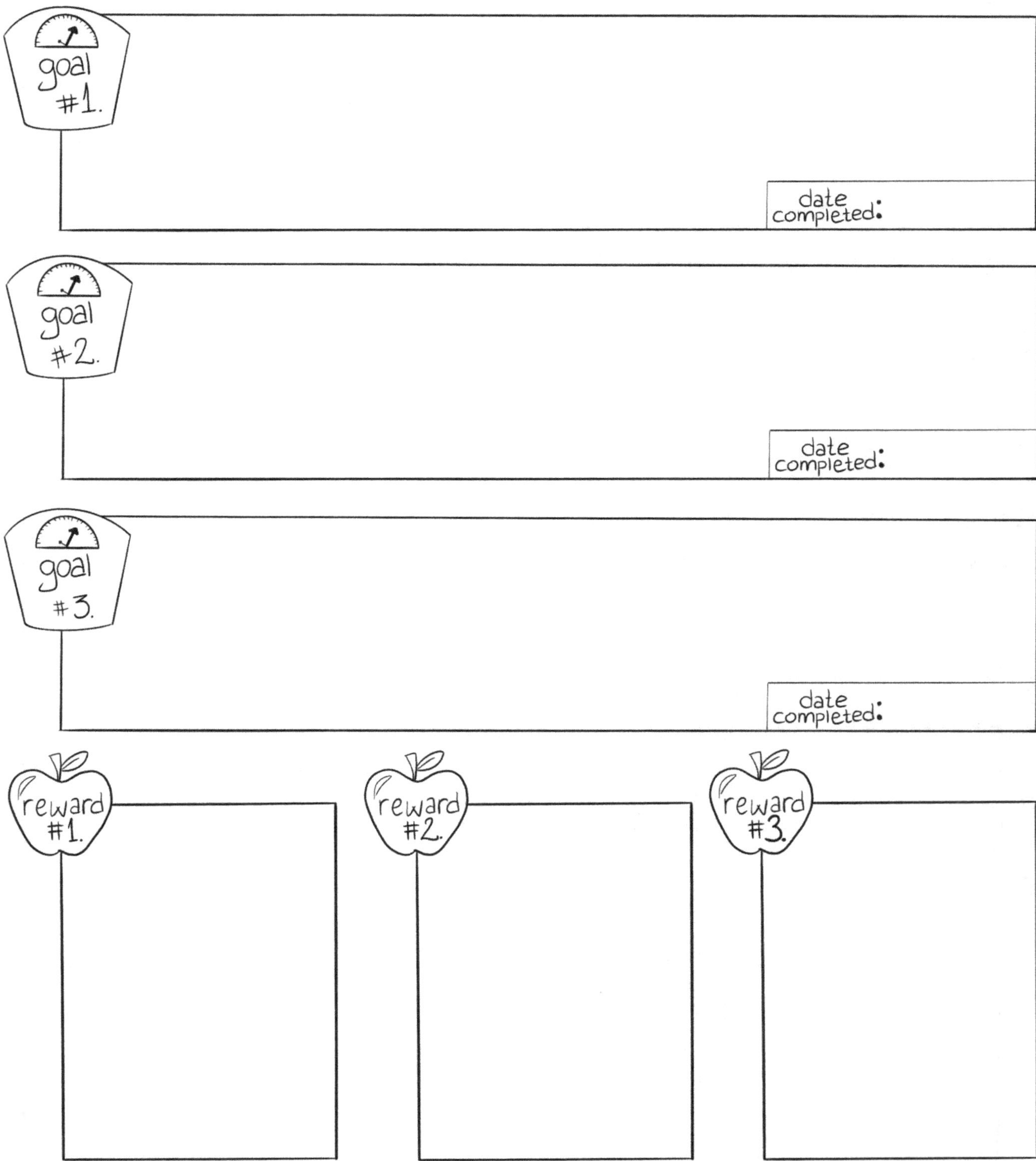

health
and FITNESS goals

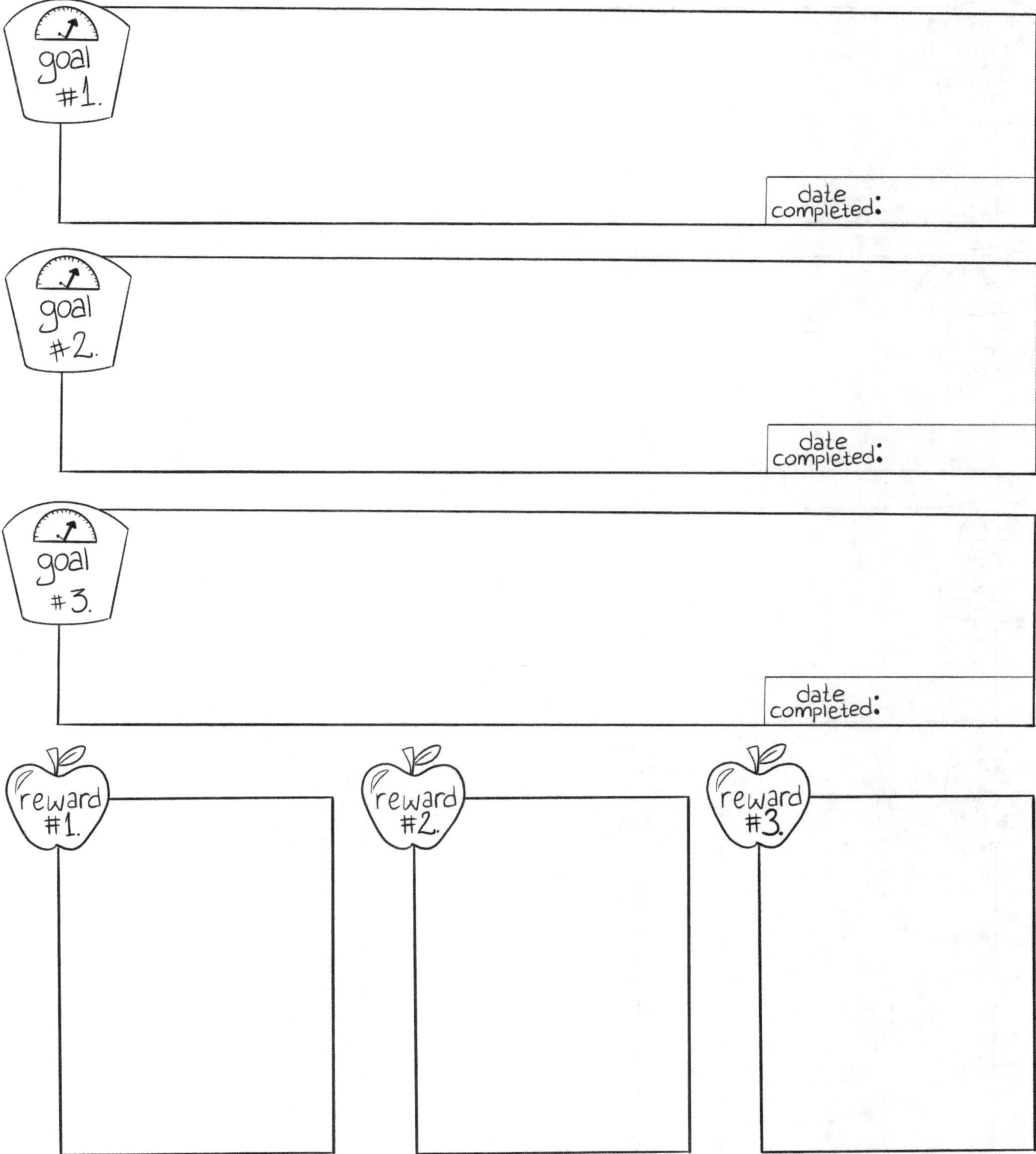

health and FITNESS goals

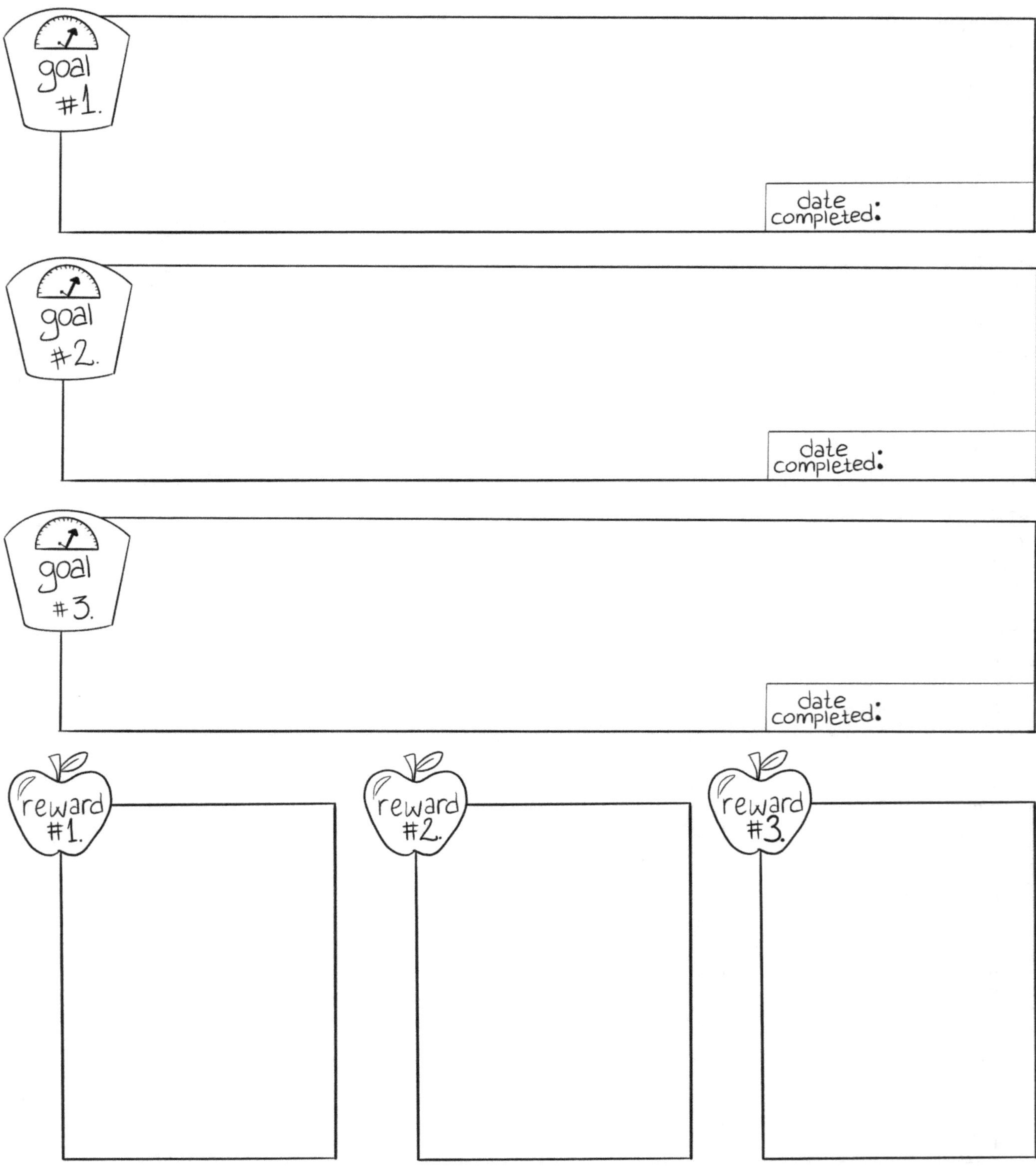

health
and FITNESS goals

goal #1.

date completed:

goal #2.

date completed:

goal #3.

date completed:

reward #1.

reward #2.

reward #3.

health and FITNESS goals

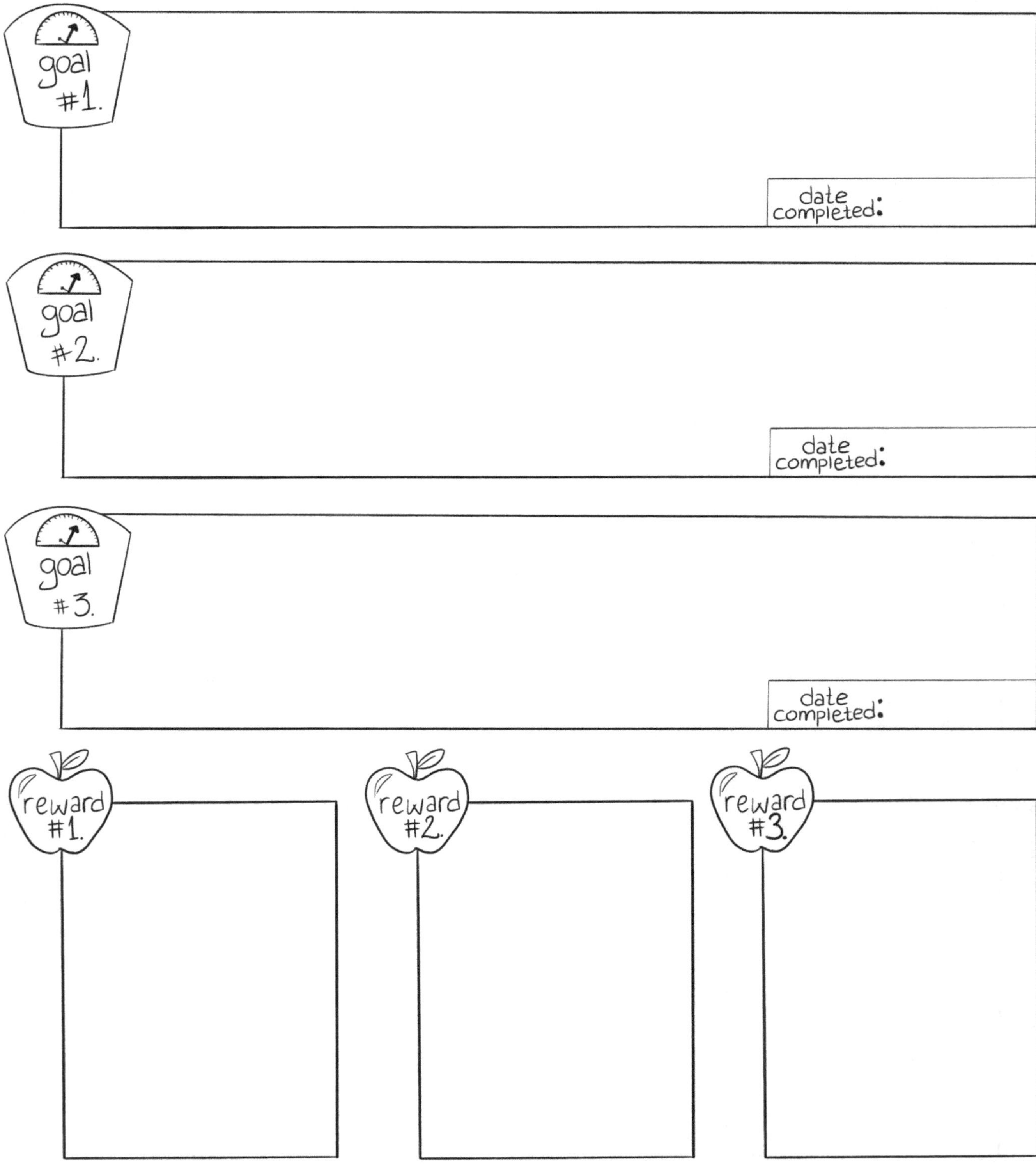

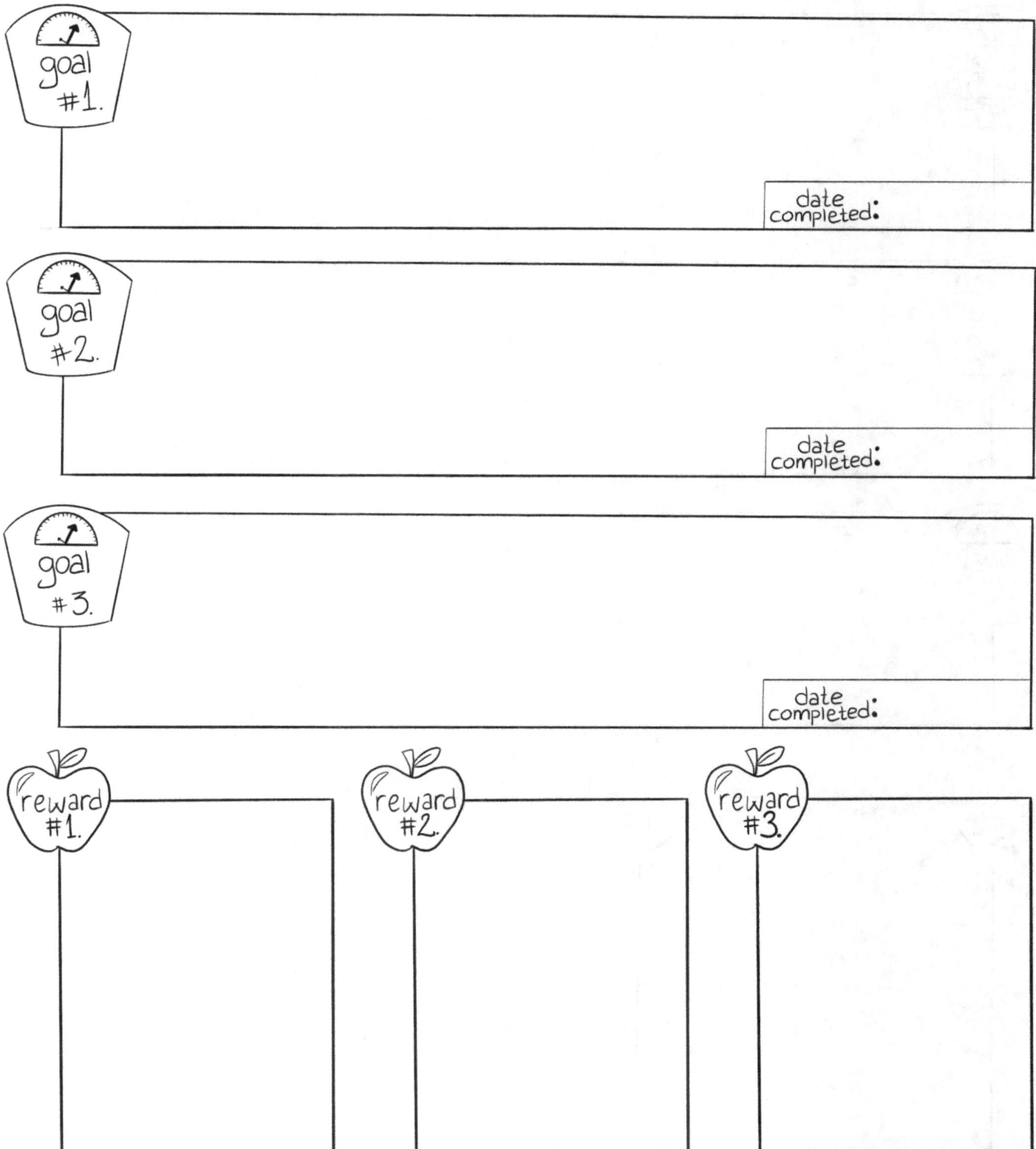

health
and FITNESS goals
goal #1.
date completed:
goal #2.
date completed:
goal #3.
date completed:
reward #1.
reward #2.
reward #3.

health
and FITNESS goals

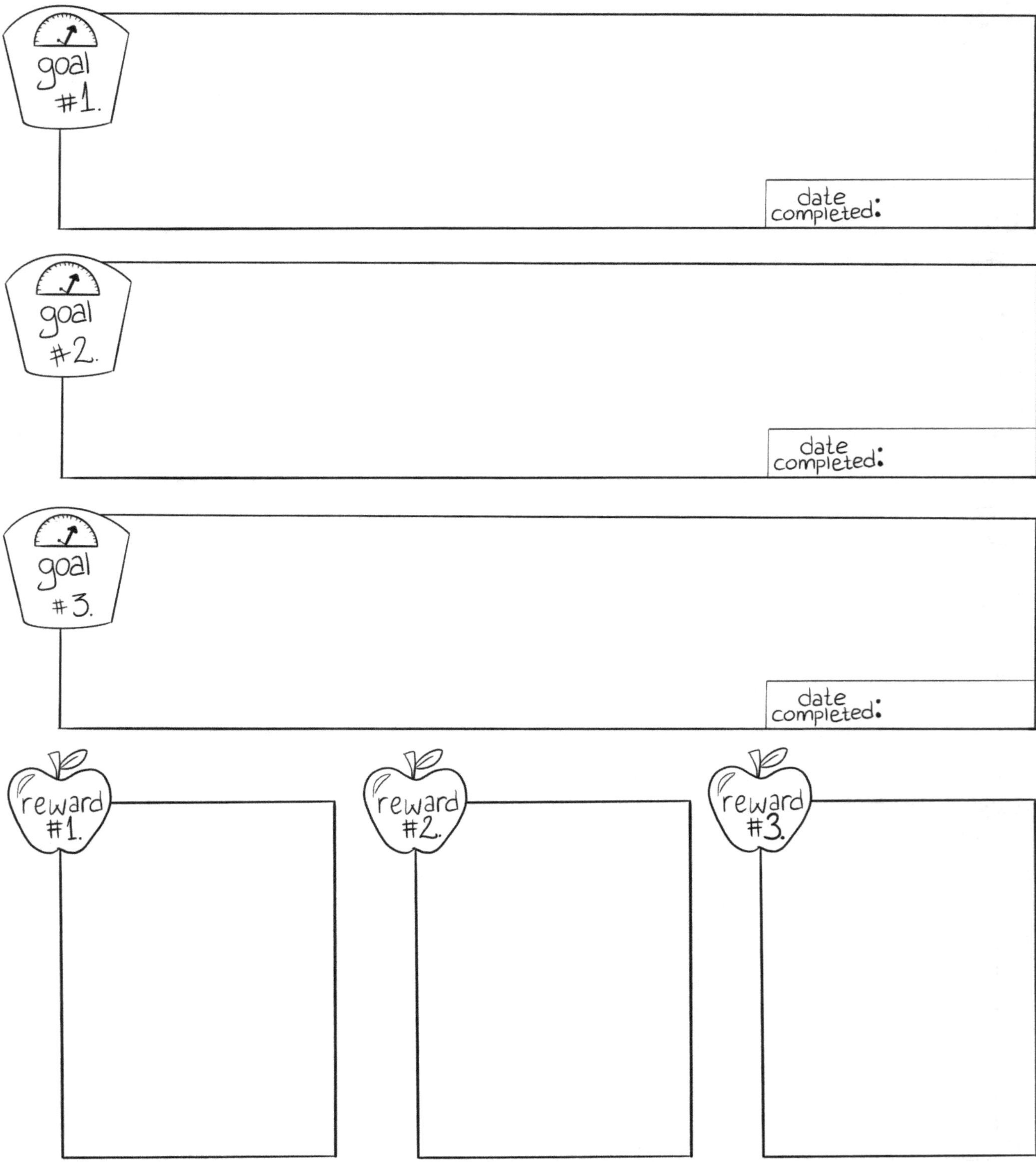

health
and FITNESS goals

goal
#1.

date
completed:

goal
#2.

date
completed:

goal
#3.

date
completed:

reward
#1.

reward
#2.

reward
#3.

health and FITNESS goals

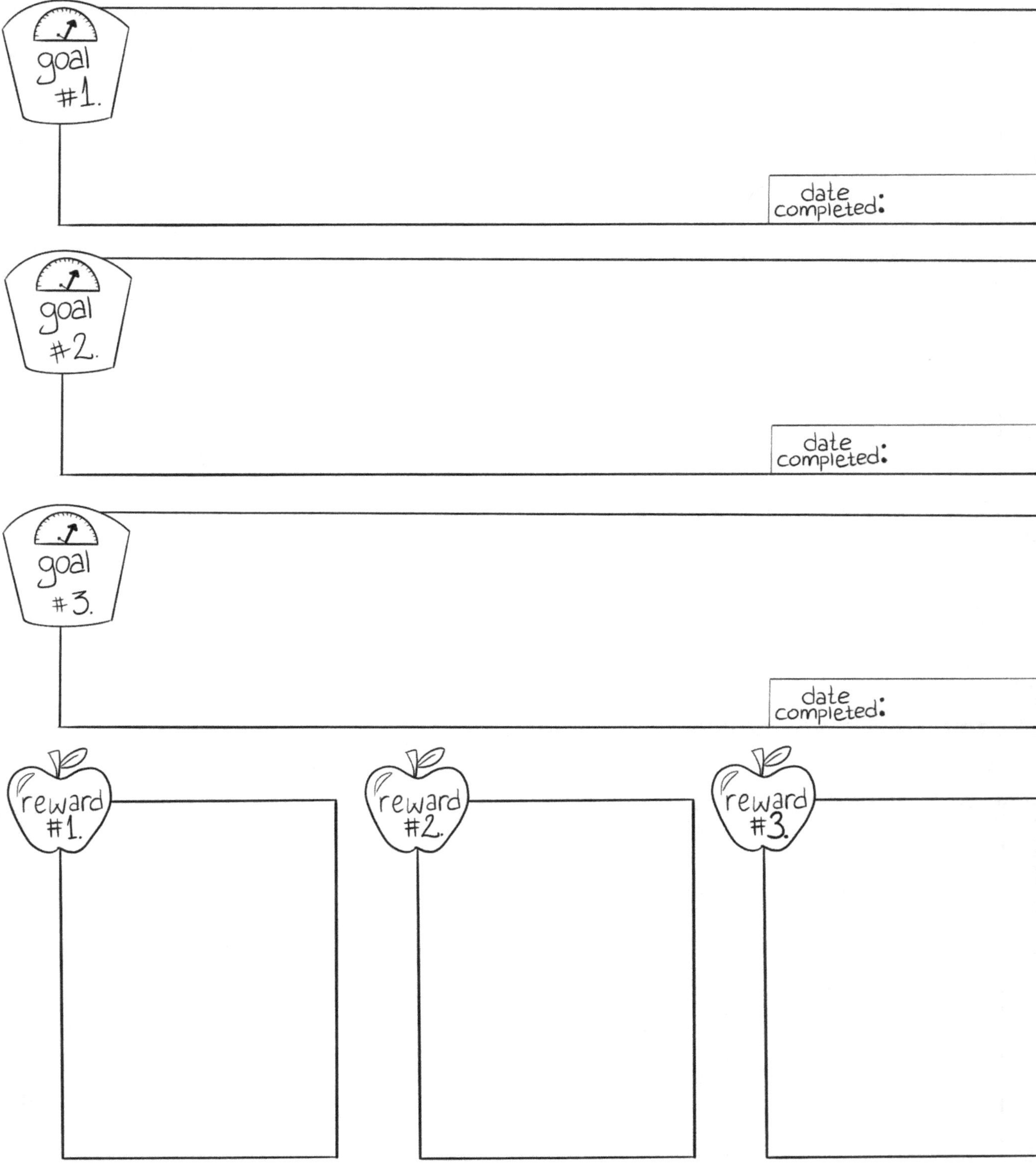

health
and FITNESS goals

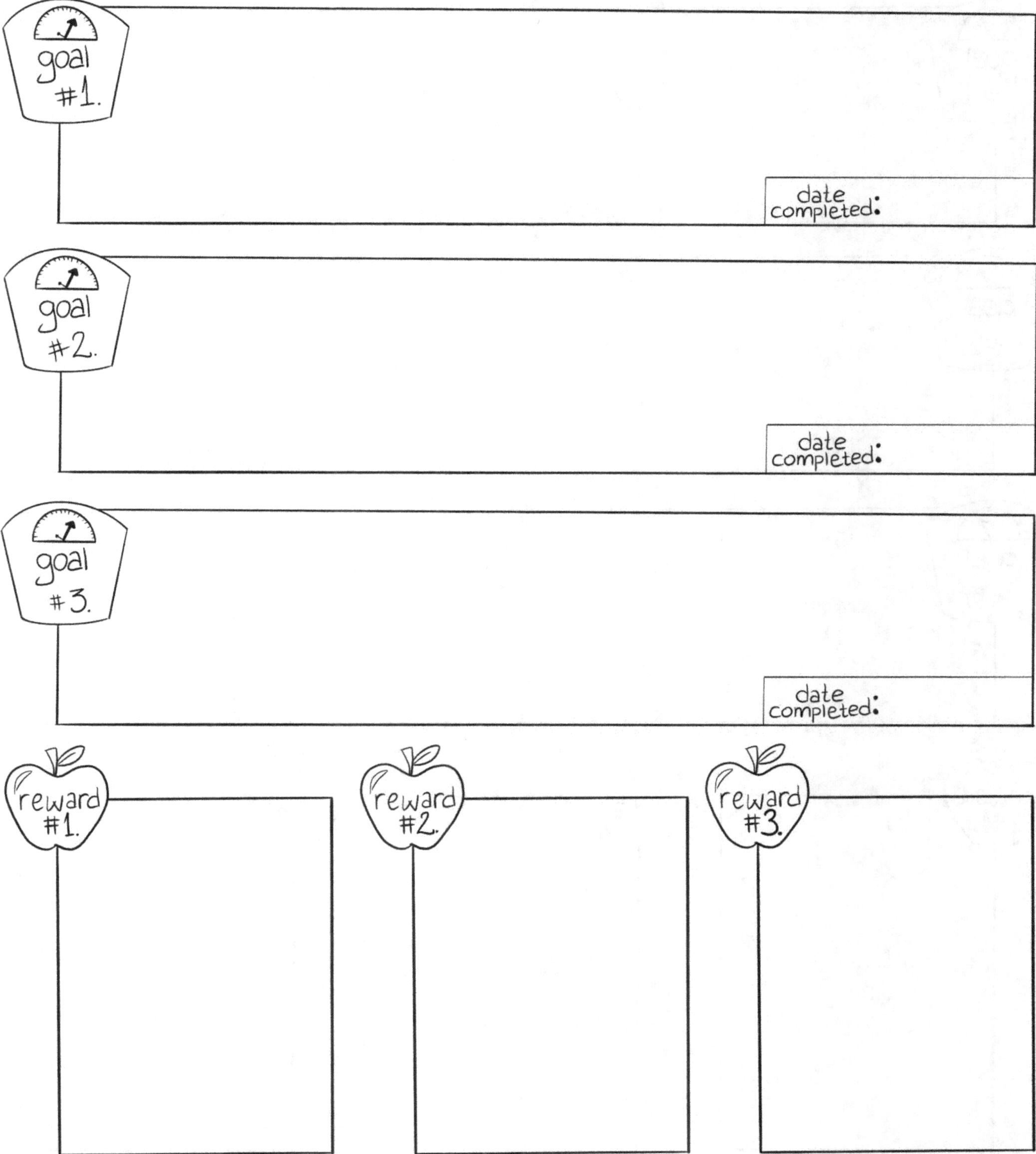

health and FITNESS goals

goal #1.

date completed:

goal #2.

date completed:

goal #3.

date completed:

reward #1.

reward #2.

reward #3.

health
and FITNESS goals

goal #1.

date completed:

goal #2.

date completed:

goal #3.

date completed:

reward #1.

reward #2.

reward #3.

health and FITNESS goals

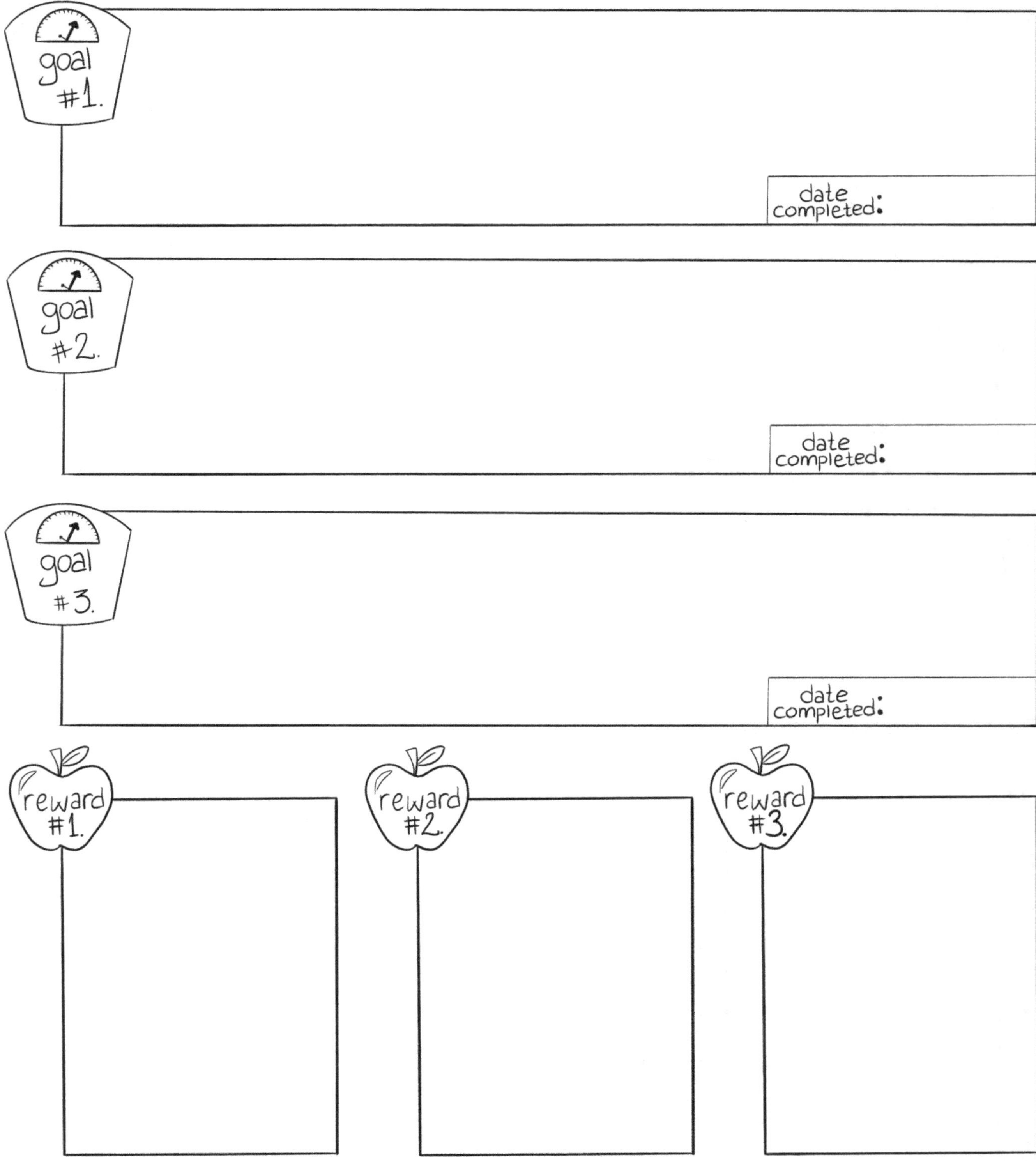

health and FITNESS goals

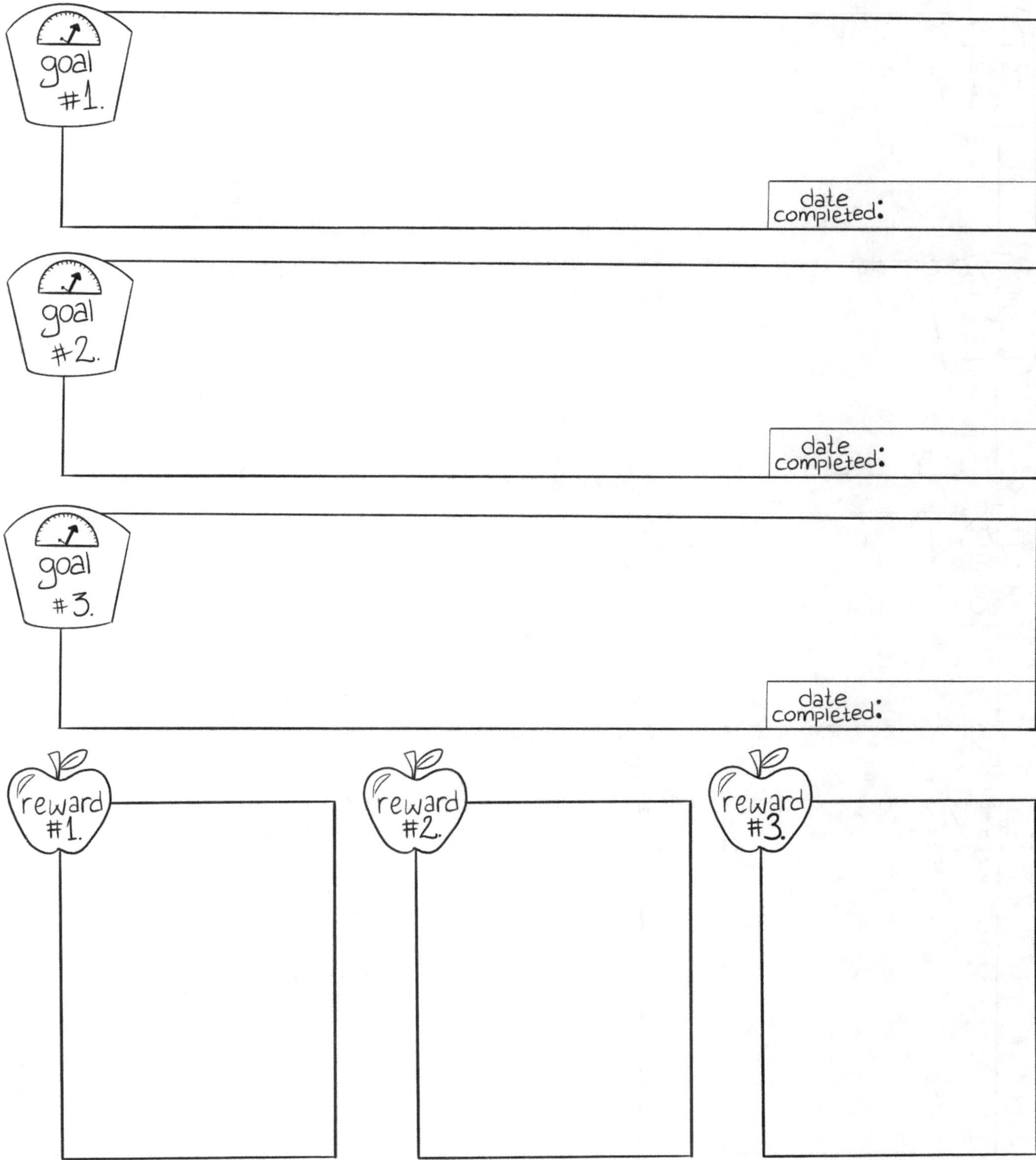

health and FITNESS goals

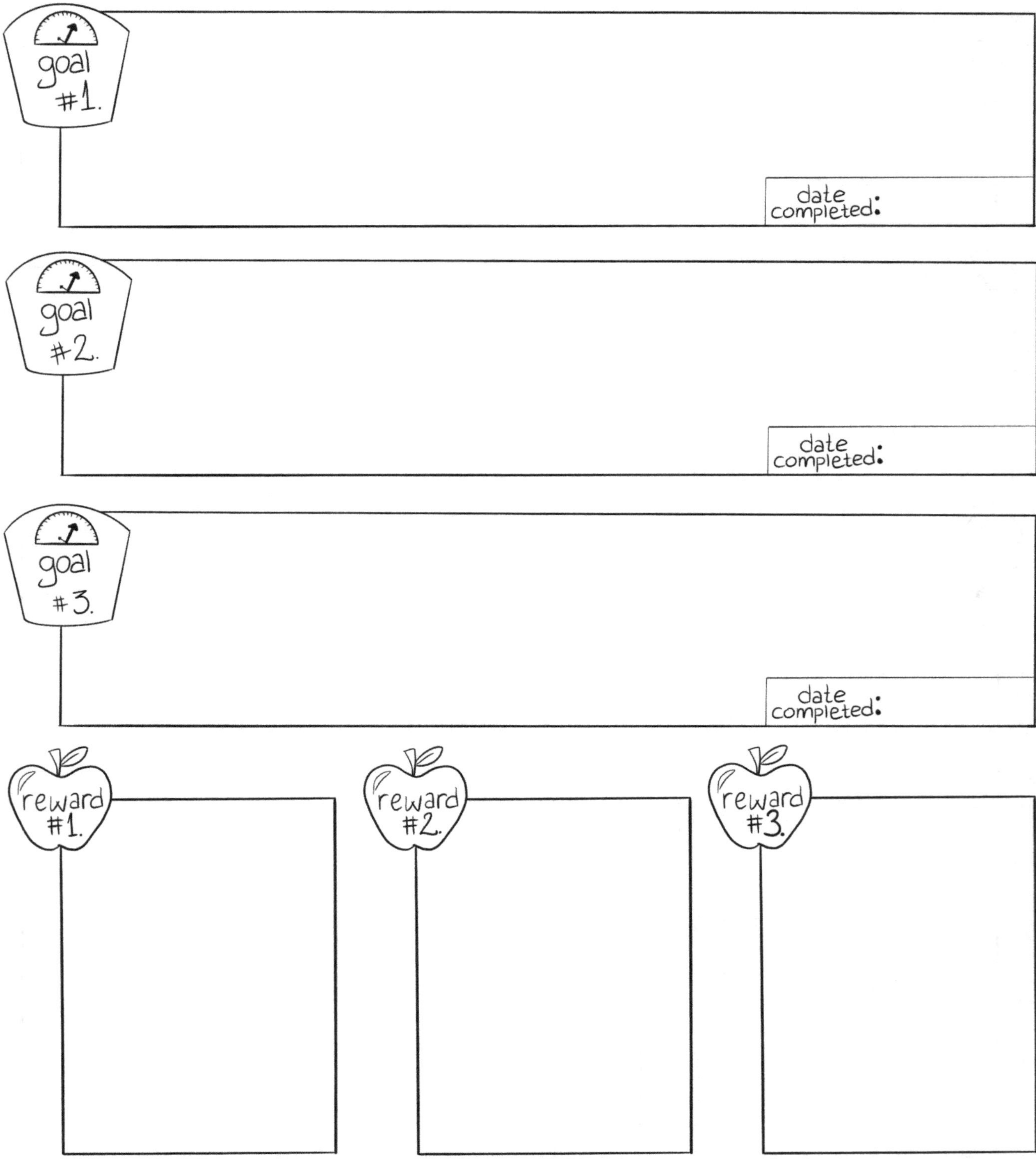

health

goal #1.

date completed:

goal #2.

date completed:

goal #3.

date completed:

reward #1.

reward #2.

reward #3.

health and FITNESS goals

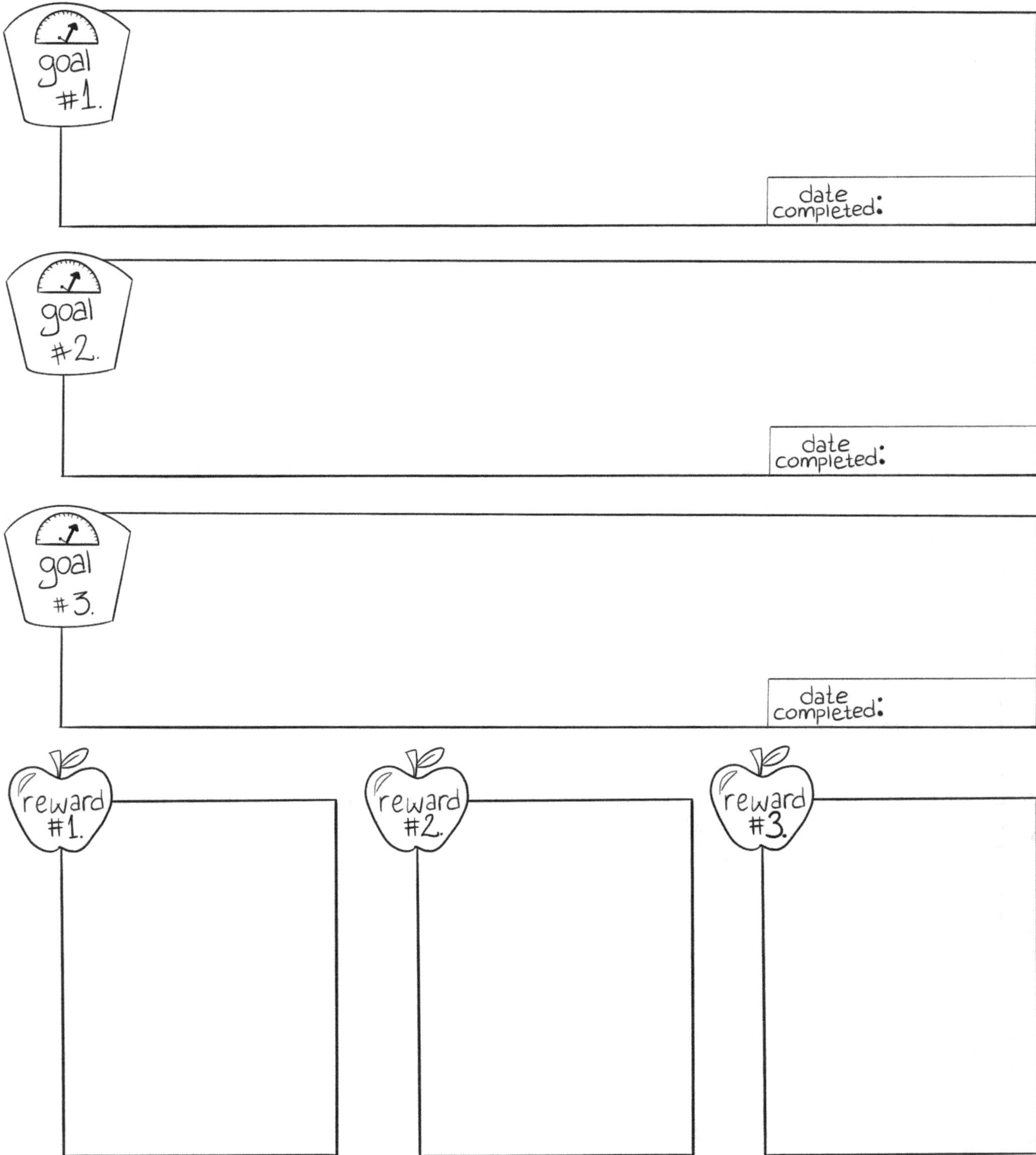

goal #1.

date completed:

goal #2.

date completed:

goal #3.

date completed:

reward #1.

reward #2.

reward #3.

health and FITNESS goals

goal #1.

date completed:

goal #2.

date completed:

goal #3.

date completed:

reward #1.

reward #2.

reward #3.

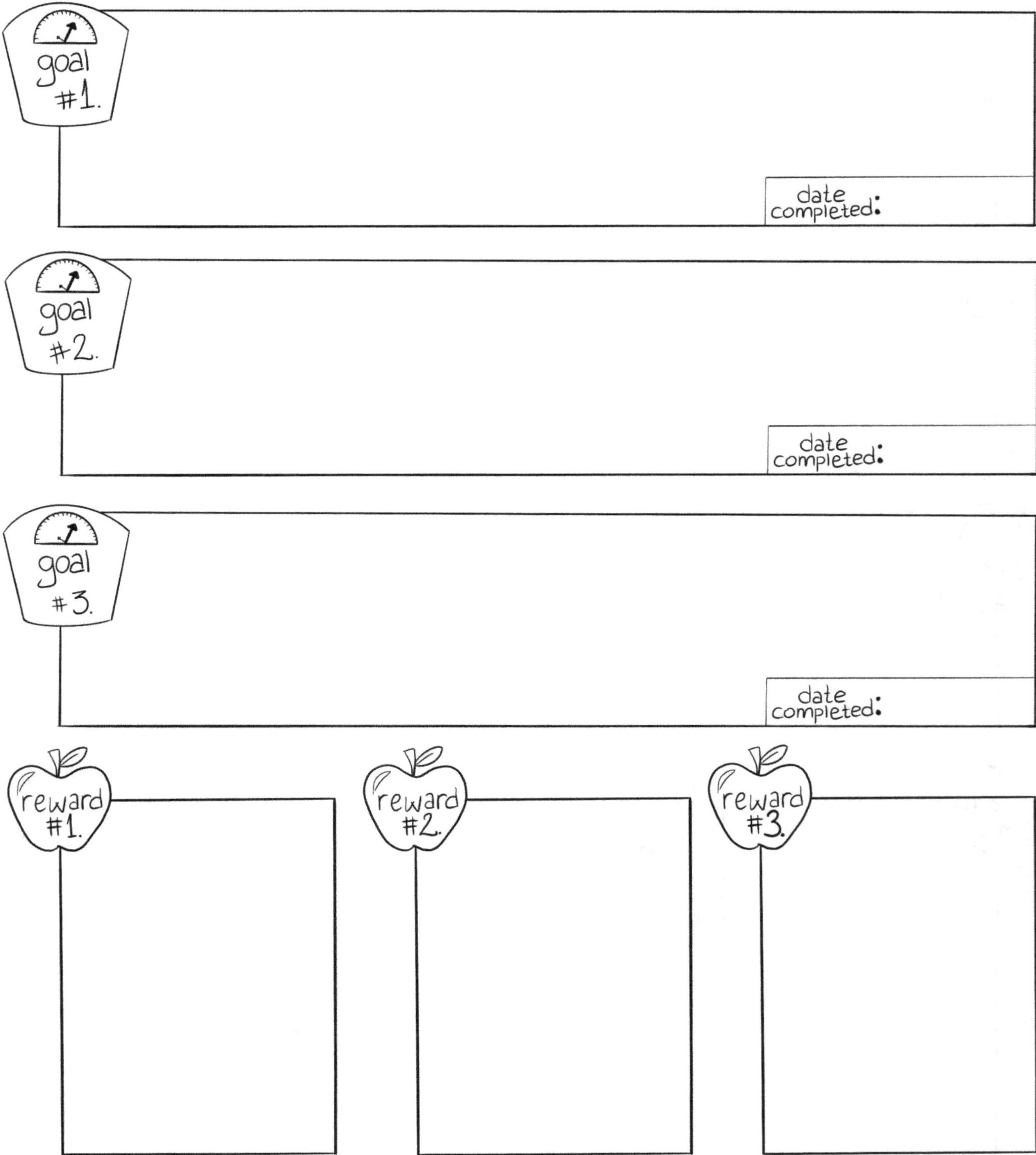

health
and FITNESS goals
goal #1.
date completed:
goal #2.
date completed:
goal #3.
date completed:
reward #1.
reward #2.
reward #3.

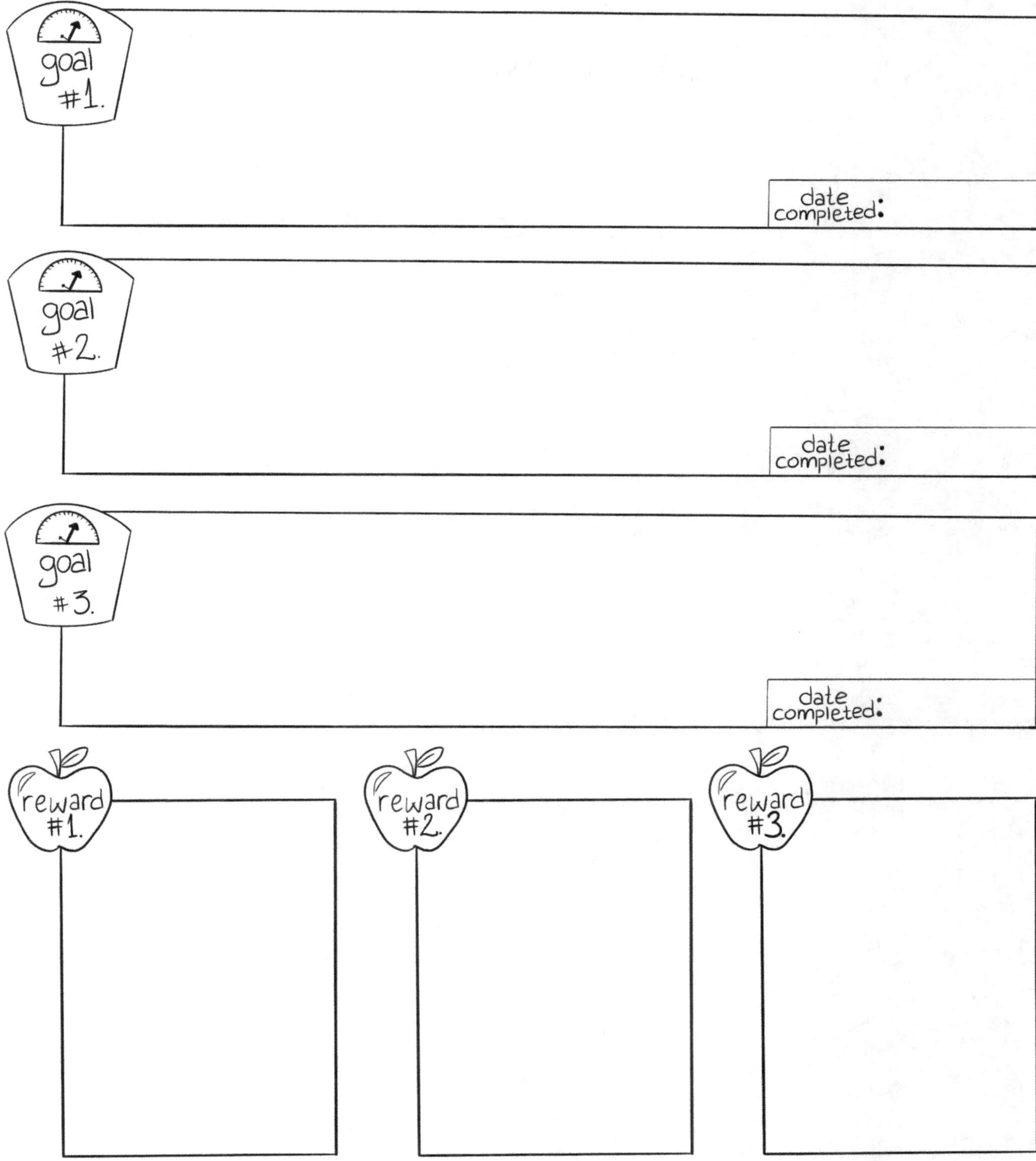

health
and FITNESS goals
goal #1.
date completed:
goal #2.
date completed:
goal #3.
date completed:
reward #1.
reward #2.
reward #3.

Takeaway notes:

____

____

____

____

____

Year of use:

____